Afasie: diagnostiek en therapie
Een linguïstische benadering

Afasie: diagnostiek en therapie
Een linguïstische benadering

Petra Links
Judith Feiken
Roelien Bastiaanse

Bohn Stafleu Van Loghum
Houten/Diegem 1996

© 1996 R. Bastiaanse
Alle rechten voorbehouden. Niets uit deze uitgave mag worden verveelvoudigd, opgeslagen in een geautomatiseerd gegevensbestand, of openbaar gemaakt, in enige vorm of op enige wijze, hetzij elektronisch, mechanisch, door fotokopieën, opnamen, of enige andere manier, zonder voorafgaande schriftelijke toestemming van de uitgever.
Voor zover het maken van kopieën uit deze uitgave is toegestaan op grond van artikel 16B Auteurswet 1912 j° het Besluit van 20 juni 1974, Stb. 351, zoals gewijzigd bij Besluit van 23 augustus 1985, Stb. 471 en artikel 17 Auteurswet 1912, dient men de daarvoor wettelijk verschuldigde vergoedingen te voldoen aan de Stichting Reprorecht (Postbus 882, 1180 AW Amstelveen). Voor het overnemen van gedeelte(n) uit deze uitgave in bloemlezingen, readers en andere compilatiewerken (artikel 16 Auteurswet 1912) dient men zich tot de uitgever te wenden.

ISBN 90 313 2149 4
NUGI 725
D/1996/3407/075

Ontwerp omslag: Deltavorm, Deventer

Eerste druk 1996

Bohn Stafleu Van Loghum
De Molen 77
3995 AW Houten

Kouterveld 2
1831 Diegem

Inhoud

Voorwoord VII

Hoofdstuk 1:
Inleiding 1
   Restauratie versus compensatie 2
   Communicatie- versus taaltraining 4
   Groepsstudies versus gevalsbeschrijvingen 5
   Taalverwerkingsmodellen 8
   De taalverwerkingsmodellen en diagnostiek 9
   Taalverwerkingsmodellen en therapie 10

Hoofdstuk 2:
Taalverwerkingsmodellen 13
   De conceptualisator en het lexicon 14
   Begrip van gesproken en geschreven woorden 17
   Begrip van gesproken en geschreven zinnen 19
   Produktie van gesproken en geschreven woorden 21
   Produktie van gesproken en geschreven zinnen 22
   Sublexicale verwerking 24
   Het volledige model 26
   Enkele opmerkingen 28

Hoofdstuk 3:
Stoornissen per niveau 33
   Stoornissen in de centrale niveaus 33
   Stoornissen in het begrijpen van gesproken woorden 34
   Stoornissen in het begrijpen van geschreven woorden 36
   Stoornissen in het begrijpen van gesproken en geschreven zinnen 37
   Stoornissen in het produceren van gesproken woorden 38
   Stoornissen in het produceren van geschreven woorden 40
   Stoornissen in het produceren van gesproken en geschreven zinnen 41
   Stoornissen in sublexicale en intralexicale routes 42

Hoofdstuk 4:
Onderzoek en therapie: bestaand materiaal 45
Testmateriaal voor basisonderzoek bij afasiepatiënten 46
Testmateriaal voor aanvullend linguïstisch onderzoek 48
Algemene therapeutische benaderingswijzen 60
Restauratie 61
Compensatie 69

Hoofdstuk 5:
Testmateriaal en therapie gebaseerd op het taalverwerkingsmodel 72
Tests voor centrale niveaus 72
Therapieën voor centrale niveaus 73
Taalbegripstests voor gesproken woorden 75
Therapieën voor het begrijpen van gesproken woorden 76
Taalbegripstests voor geschreven woorden 79
Therapieën voor het begrijpen van geschreven woorden 80
Taalbegripstests voor gesproken en geschreven zinnen 84
Therapieën voor *mapping*problematiek 85
Taalproduktietests voor gesproken woorden 92
Therapieën voor het produceren van gesproken woorden 93
Taalproduktietests voor geschreven woorden 99
Therapieën voor het produceren van geschreven woorden 100
Taalproduktietests voor gesproken en geschreven zinnen 104
Therapieën voor het produceren van gesproken en geschreven zinnen 104
Tests voor sublexicale routes 106
Therapieën voor sublexicale routes 107

Bijlagen
1. Spontane-taalanalyse volgens Saffran, Berndt & Schwartz (1989) 111
2. Spontane-taalanalyse volgens Vermeulen & Bastiaanse (1984) 115
3. Terminologie van Ellis & Young (1988) 117

Literatuur 119

Voorwoord

Afasieën indelen in syndromen heeft als voordeel dat (para-)medici zich meteen een beeld kunnen vormen van de symptomen van de afasie. Het nadeel is echter dat er binnen de syndromen veel variaties voorkomen. Een indeling in syndromen is daarom een onvoldoende basis voor therapie. Symptomen zijn ook geen goed uitgangspunt voor het instellen van therapie, omdat ze door verschillende onderliggende stoornissen veroorzaakt kunnen worden. Uitgangspunt van dit boek is dat afasie beter behandeld kan worden als uitgegaan wordt van de onderliggende stoornis(sen).

Hoewel over de toepassing van taalverwerkingstheorieën bij het instellen van een therapie verschil van mening bestaat, vinden wij het belangrijk om de behandeling zoveel mogelijk te baseren op de meest recente theoretische kennis over het taalverwerkingsproces. Wij hopen een aanzet tot de realisatie hiervan te geven.

In dit boek, dat geschreven is voor logopedisten en klinisch linguïsten (in opleiding), geven wij een uiteenzetting van de huidige kennis over het taalverwerkingsproces door de verschillende niveaus in dat proces te beschrijven. Daarnaast beschrijven we (1) de gevolgen van een stoornis op elk van de onderscheiden niveaus; (2) hoe gestructureerd onderzoek gedaan kan worden naar het functioneren van de verschillende niveaus; (3) welke therapiemogelijkheden beschikbaar zijn voor elk niveau. Hierbij maken we een onderscheid tussen experimentele linguïstische therapieën en bestaande therapieën. Bij het beschrijven van stoornissen in de taalverwerking gaan we uit van selectief gestoorde niveaus, hoewel selectieve stoornissen in de praktijk weinig voorkomen. We hebben hiervoor toch gekozen, omdat elke afasie pas goed te behandelen is als onderkend wordt welke onderliggende (selectieve) niveaus gestoord zijn.

Wij willen er hier nadrukkelijk op wijzen dat het boek alleen handelt over het behandelen van stoornissen in de linguïstische verwerking. Vanzelfsprekend zijn wij ons bewust van het feit dat er bij logopedische therapie veel meer aspecten aan de orde komen, zoals communicatietraining en begeleiding van de patiënt en zijn omgeving. Dergelijke aspecten vormen een belangrijk deel van de therapie, maar vallen buiten het bereik van dit boek.

De opbouw van het boek is als volgt. In hoofdstuk 1 noemen we verschillende doelen van therapie namelijk reactivatie, reorganisatie en compensatie van de verloren gegane functie. Daarna gaan we in op twee verschillende benaderingswijzen in de afasietherapie: communicatietraining versus taaltraining. Dan worden twee manieren van onderzoek naar therapie-effecten besproken. Tot slot van dit hoofdstuk wordt een korte uiteenzetting gegeven over het ontstaan en de aard van de huidige taalverwerkingsmodellen en wordt de rol van dergelijke modellen bij de afasiediagnostiek en -therapie besproken.

De taalverwerkingstheorie van Bastiaanse (1993) wordt beschreven in hoofdstuk 2. Omdat dit taalverwerkingsmodel gedeeltelijk gebaseerd is op het model van Ellis & Young (1988) en omdat velen al vertrouwd zijn met hun terminologie, worden in bijlage 3 de termen van Bastiaanse vertaald naar de termen van Ellis & Young.

In hoofdstuk 3 wordt per verwerkingsniveau aangegeven welke stoornissen er kunnen optreden en hoe dergelijke stoornissen genoemd worden. Voor een goed inzicht en begrip van taalverwerkingsmodellen is het aan te bevelen gevalsbeschrijvingen van patiënten met selectieve stoornissen te lezen. Een aantal van dergelijke gevalsbeschrijvingen zijn te vinden in Ellis & Young (1988).

In hoofdstuk 4 wordt verschillend bestaand afasiemateriaal beschreven. Bij de tests wordt steeds vermeld wat ermee onderzocht kan worden. De therapieën worden onderscheiden naar hun theoretische achtergrond en er wordt aangegeven wat het therapiemateriaal beoogt.

In hoofdstuk 5 wordt per niveau beschreven welk testmateriaal van toepassing is. Het is van belang bij het diagnostiseren van de onderliggende stoornis dat er selectief gebruik gemaakt wordt van het testmateriaal: het onderzoek dient voortdurend hypothese-gestuurd te zijn. Verder wordt er in dit hoofdstuk per niveau een overzicht gegeven van experimentele linguïstische therapieën, die aansluiten op stoornissen op dat niveau en wordt er aangegeven welke bestaande therapieprogramma's toegepast kunnen worden.

Als bezwaar tegen de door ons voorgestelde diagnostische en therapeutische methode wordt vaak aangevoerd dat het onderzoek, het ontwikkelen en uitvoeren van een passende, specifieke therapie veel tijd in beslag neemt. Een gerichte therapie daarentegen heeft meer kans van slagen dan een meer algemene therapie, waardoor er zelfs op den duur sprake kan zijn van tijdwinst. Zoals uit de therapiebesprekingen in dit boek zal blijken, hebben gerichte therapieën bewezen succesvol te zijn, zelfs als zij een aanzienlijke tijd na het ontstaan van de afasie worden toegepast. De therapiemethoden en het verloop van de therapieën waaraan in het laatste hoofdstuk aandacht wordt besteed, worden helaas niet altijd expliciet beschreven. Vaak is het onduidelijk op welk niveau de onderliggende stoornis is gelegen en wat er precies in de therapie wordt gedaan. Meestal is het moeilijk om de therapie rechtstreeks te repliceren bij patiënten met vergelijkbare stoornissen. Voor het onderzoek naar therapie-effecten en de ontwikkeling van de theorie dient een therapie, alsmede het stoornisniveau waar de therapie zich op richt, zo nauwkeurig mogelijk beschreven te worden.

De eerste drie hoofdstukken zijn vooral bedoeld als theoretische ondergrond voor het laatste hoofdstuk. Hoofdstuk 4 kan gezien worden als overzicht van bestaand materiaal op het gebied van afasie. Het laatste hoofdstuk is bedoeld als raamwerk, waarin aangegeven staat hoe men een bepaalde stoornis kan diagnostiseren en behandelen, geïllustreerd door recente literatuur.

Zoals uit hoofdstuk 5 zal blijken, zijn voor veel stoornissen experimentele therapieën ontwikkeld. Helaas geldt dat nog niet voor alle taalverwerkingsniveaus. Voor deze hiaten moet in de toekomst therapiemateriaal ontwikkeld worden.

Overigens willen wij er hier op wijzen dat van veel Engelstalige artikelen over therapie Nederlandstalige samenvattingen zijn gegeven in *Afasiologie, Referatenblad voor Logopedisten*.

Wij hopen met dit boek een bijdrage te leveren aan de kwaliteit van de behandeling van de afasiepatiënt in Nederland.

Judith Feiken
Petra Links
Roelien Bastiaanse

Hoofdstuk 1

Inleiding

Afasie is een symptoom van hersenletsel dat diep ingrijpt in het leven van de patiënt en zijn omgeving: communicatie door middel van taal wordt belemmerd. De laatste jaren is er veel onderzoek gedaan op het gebied van afasie, vanuit verschillende disciplines, zoals de linguïstiek, de cognitieve neuropsychologie en de neurologie. Helaas is het onderzoek op het gebied van herstel en therapie aanmerkelijk dunner gezaaid. Zeker in Nederland wordt er weinig onderzoek gedaan naar de effecten van therapie bij afasie en over het onderzoek dat wordt gedaan wordt al evenmin frequent in het Nederlands gerapporteerd. Dit is waarschijnlijk mede een gevolg van het feit dat de opleidingen logopedie in Nederland tot voor kort weinig aandacht besteedden aan het opzetten van effectstudies en het rapporteren over de resultaten. Nu bestond daar op het gebied van afasie ook weinig aanleiding toe. Tot diep in de jaren zeventig werd er in de internationale afasieliteratuur nauwelijks of geen melding gemaakt van positieve effecten van afasietherapie. In de jaren zeventig en begin jaren tachtig verschenen meer en meer artikelen in gezaghebbende bladen waaruit bleek dat afasietherapie, zoals het toen gegeven werd, geen vooruitgang in het taalgebruik van de afasiepatiënten teweegbracht (Prins, Snow & Wagenaar, 1978; Lincoln, Mulley, Jones, McGuirk, Lendrem & Mitchell, 1984; Lendrem & Lincoln 1985; voor een overzicht zie Whurr, Perlman Lorch & Nye, 1992). Deze onderzoeken betroffen studies naar het effect van logopedie bij grote groepen afasiepatiënten. Er werd alleen gecontroleerd voor de factor therapie en niet gekeken naar de inhoud van de therapie. Al met al weinig hoopvolle resultaten.

De opkomst van de cognitieve psychologie, die tak van wetenschap die probeert te doorgronden welke mentale processen aan menselijke kennis ten grondslag liggen, en de neuropsychologie, die zich bezighoudt met selectieve uitval van mentale processen ten gevolge van hersenletsel, heeft een cruciale rol gespeeld in de benadering van cognitieve revalidatie. Het gaat hierbij niet alleen om taaltherapie, maar ook om revalidatie van bijvoorbeeld geheugen-, visus- en leerstoornissen. De oorsprong van deze benadering ligt in Engeland en de Verenigde Staten. Eind jaren zeventig, begin jaren tachtig - toen alle negatieve publiciteit aangaande de effecten van taaltherapie een hoogtepunt bereikte - zijn de aldaar universitair opgeleide logopedisten hierop ingesprongen, met als gevolg dat er in de internationale literatuur tal van studies verschenen waaruit bleek dat logopedische therapie wel degelijk positieve effecten kon hebben. Binnen Nederland heeft deze benaderingswijze weliswaar navolging gevonden, maar therapiestudies verschijnen hier nog maar mondjesmaat. De afasiebehandelaar is aangewezen op de samenvattingen van Engelstalige artikelen die verschijnen in *Afasiologie, een referatenblad voor logopedisten.* Wij zullen hier enkele zaken aan de orde stellen die van belang zijn voor het geven van therapie aan hersenletselpatiënten. Allereerst worden verschillende doelen van therapie beschreven: reactivatie, reorganisatie en compensatie van de verloren gegane functie. Daarna gaan we in op twee verschillende benaderingswijzen die momenteel opgang doen in de afasietherapie: communicatietraining versus taaltraining. Dan worden twee manieren besproken waarop men onderzoek naar therapie-effecten kan benaderen: onderzoek bij een groep patiënten versus gevalsbeschrijvingen. Vervolgens wordt een korte uiteenzetting gegeven over het ontstaan en de aard van de huidige taalverwerkingsmodellen. Tot slot wordt de rol van dergelijke modellen bij de afasiediagnostiek en -therapie besproken.

Reactivatie versus reorganisatie en compensatie

Een ieder die met hersenletselpatiënten heeft gewerkt, zal erkennen dat de gevolgen van dergelijk letsel onomkeerbaar zijn. Eenmaal afgestorven hersencellen regenereren niet en op volwassen leeftijd bezitten de corticale gebieden te weinig plasticiteit om functies van andere gebieden feilloos over te nemen. Over het algemeen wordt aangenomen dat spontane verbetering gedurende drie tot zes maanden mogelijk is dankzij vermindering van oedeem. De schade

die na een half jaar nog bestaat, is blijvend. Deze feiten hebben natuurlijk directe gevolgen voor therapie (Rothi, 1992).
Gedurende de periode van spontaan herstel kan de therapeut zich richten op het herstel van bepaalde functies. Fysiologisch gebeurt er nog van alles in de hersenen en het lijkt zinvol zoveel mogelijk van dit proces gebruik te maken om verbetering van de taalfuncties te bewerkstelligen. Tijdens deze periode kunnen verschillende therapiemethoden worden aangewend. Men kan zogenaamde *algemene stimulatietherapie* geven, waarbij men de patiënten als het ware in een 'taalbad' dompelt (Schuell, Jenkins & Jimenez-Pabon, 1964). Een voorbeeld van een dergelijke benadering is de *totale communicatie* (De Vries, 1989). Men sluit dan aan bij de communicatiemogelijkheden van de patiënt en materiaal wordt in alle taalmodaliteiten aangeboden en uitgelokt. Juist in de periode dat er nog herstel mogelijk is, lijkt een dergelijke therapie zinvol. Ook kan het zinvol zijn een bepaalde modaliteit, bijvoorbeeld het woordbegrip of de zinsproduktie, te trainen met behulp van een programma dat verschillende moeilijkheidniveaus heeft ingebouwd, zodat het programma aan de vooruitgang van de patiënt kan worden aangepast (bijv. met het *Visuele Cue Programma*, Van de Sandt, 1986 of het *Auditief Taalbegripsprogramma*, Bastiaanse, Van Groningen-Derksen, Nijboer & Taconis, 1986, 1989). In dergelijke gevallen is er sprake van reactivatie en reorganisatie van bepaalde functies.
Men kan zich in deze periode ook richten op compensatie van bepaalde uitgevallen taalfuncties, maar gezien de verbeteringen die nog op kunnen treden lijkt een dergelijke benadering hier niet zo zinvol, ook omdat het diagnostiseren van stoornissen in specifieke taalfuncties een tijdrovende zaak is.

Gedurende de eerste drie à zes maanden na het ontstaan van de afasie lijkt het dus het meest zinvol dat de therapeut zich flexibel opstelt en de therapie zich zo veel mogelijk richt op herstel van verloren gegane functies.
Als de afasie zich gestabiliseerd heeft, lijkt het minder vanzelfsprekend zich te richten op het herstel van gestoorde functies. Hoewel er een enkele uitzondering beschreven is, lijkt helaas de regel 'kapot is kapot' op te gaan voor afasie. In deze periode kan men de therapie beter richten op reorganisatie of compensatie van de gestoorde taalfuncties. Men kan bijvoorbeeld met behulp van bestaande theorieën over taalverwerking pogen een gestoorde functie te compenseren door gebruik te maken van een andere taalfunctie. Dit laatste is

waar het in dit boek onder andere over gaat: hoe kan men de theorieën over cognitieve verwerking aanwenden ten bate van de afasietherapie?

Communicatie- versus taaltraining

Toen in de jaren zeventig en tachtig bleek dat het geven van traditionele therapie aan afasiepatiënten geen effect sorteerde in termen van vooruitgang op gangbare testbatterijen, is therapie zich meer gaan richten op *communicatietraining*. Hoewel men nog altijd niet weet wat 'communicatie' nu eigenlijk is en welke factoren van belang zijn voor een geslaagde communicatie, werden therapiemethoden als *PACE* (Davis & Wilcox, 1981; voor een goede Nederlandse beschrijving, zie Berns, 1989) met groot enthousiasme ontvangen. Zowel de therapeuten als de patiënten waren enthousiast over deze nieuwe benaderingswijze, die uitgaat van gelijke participatie van beide gesprekspartners. PACE is gebaseerd op het principe van 'modeling': de therapeut laat de patiënt zien welke manieren van communiceren (bijvoorbeeld tekenen, gebaren) effectief kunnen zijn. Helaas geldt voor PACE hetzelfde als voor andere communicatieprogramma's: er zijn geen positieve therapie-effecten over gerapporteerd. Dit is op zich niet zo verwonderlijk want zolang men niet goed weet wat communicatie eigenlijk is, is het niet mogelijk een evaluatie-instrument te ontwikkelen dat alle aspecten van communicatie bestrijkt. Ondanks het gebrek aan rapportage van behandelingseffecten, zijn wij ervan overtuigd dat training met behulp van de PACE-methode, zeker voor patiënten met een ernstige afasie, zinvol is. Ook in combinatie met een meer linguïstische benadering lijken er positieve effecten op te treden (Springer, Glindemann, Huber & Willmes, 1991).

Een van de belangrijkste hulpmiddelen op het gebied van de dagelijkse communicatie voor patiënten met een ernstige afasie is het onlangs verschenen *Gespreksboek* (Verschaeve, Duinker-Kloeke, Muller-Pieterse & Regoort, 1992). Een voordeel van het *Gespreksboek*, boven bijvoorbeeld het *Taalzakboek* (Van Haaften-van Bekkum, De Vries, Stumpel & Loon-Vervoorn, 1981), is dat het gestructureerd en overzichtelijk is opgezet, waarbij rekening is gehouden met specifieke problemen die patiënten met een ernstige afasie kunnen ondervinden. Het *Gespreksboek* is echter bedoeld als hulpmiddel en niet een therapiemethode. Hoe zinvol therapie gericht op verbetering van de communicatie ook kan zijn, een feit blijft dat afasie een *taal*stoornis is en dat de communicatieproblemen daaruit voortkomen. Het lijkt daarom aan te raden in eerste instantie de talige problemen te behandelen, omdat vooruitgang hierin directe verbetering van de communicatie impliceert (zie Bastiaanse & Prins, 1994). Alle inspanningen ten spijt, hebben allerhande pragmatische therapieën met als *doel* het opnieuw aanleren van het beurtsysteem, het vasthouden van de beurt, het voorkomen of juist bewerkstelligen van *topic shift* etc. tot nu toe weinig effect gesorteerd, althans in de literatuur wordt hiervan geen melding gemaakt. Men kan zich dus volgens ons in de periode na het spontane herstel beter richten op therapie ter compensatie en dan met name op compensatie van verloren gegane taalfuncties, waarbij de theorieën over taalverwerking van cruciaal belang zijn. In dit boek komen dan ook allerhande therapieën ter sprake die op dit doel gericht zijn en gebaseerd zijn op deze theorieën. Zo wordt een overzicht gegeven van succesvol toegepaste taaltherapieën die gebaseerd waren op recente theorieën over taalverwerking.

Groepsstudies versus gevalsbeschrijvingen

Toen in de jaren zeventig en tachtig verslag werd gedaan van (het gebrek aan) effecten van afasietherapie, was het gewoonte de effecten te meten met behulp van zogenaamde groepsstudies. Er werd een grote groep patiënten samengesteld, er werd een testbatterij afgenomen, de patiënten kregen therapie en na verloop van tijd werd de hele testbatterij opnieuw afgenomen. Zo is bijvoorbeeld gewerkt in het enige grote Nederlandse onderzoek dat destijds gesubsidieerd is door de Nederlandse Hartstichting en waarover gerapporteerd is door Prins e.a., 1978 en Richters, 1976. Het enige testonderdeel waarop vooruitgang te constateren was, was het begrip van zinnen. Dat dit hoogstwaarschijnlijk het gevolg is van een hertesteffect wordt veelal wijselijk verzwegen. Methodologisch beter opgezet is het onderzoek van Lincoln e.a. (1984). Zij vergeleken twee onderzoeksgroepen: de ene groep kreeg wel therapie, de andere niet. Bij het heronderzoek bleek er geen verschil in vooruitgang tussen de beide groepen. Men kan tegen dit onderzoek aanvoeren dat de patiënten niet aselect aan de twee groepen zijn toegewezen. Prins (1987) doet in zijn dissertatie echter verslag van een onderzoek naar het effect van systematische therapie voor begripsproblemen en in dit onderzoek bepaalde het lot of een patiënt met dit programma of met algemene stimulatietherapie behandeld werd. De prestaties van beide groepen werden vergeleken met die van een groep uitbehandelde patiënten. Wederom werd geen therapie-effect gevonden.

Whurr e.a. hebben in 1992 een artikel doen verschijnen waarin een inventarisatie is gemaakt van alle groepsstudies naar het effect van therapie en het resultaat was bedroevend: uit alle studies kwam naar voren dat afasietherapie geen vooruitgang teweegbracht. Of het nu studies betrof naar het effect van afasietherapie in het algemeen of naar bepaalde therapieprogramma's in het bijzonder, de uitkomst was steeds dezelfde: afasietherapie heeft geen zin.

Toch blijkt in de dagelijkse klinische praktijk dat afasiepatiënten wel degelijk vooruit kunnen gaan, ook nadat de periode van spontane verbetering achter de rug is. Men zou uit de uitkomsten van de eerder genoemde onderzoeken echter ook iets anders kunnen concluderen, namelijk dat een groepsstudie naar het effect van afasietherapie niet de geëigende methode is. Nu we meer weten over hoe taal verwerkt wordt, lijkt dat een open deur. Er zijn talrijke onderliggende stoornissen die kunnen leiden tot bijvoorbeeld woordvindingsproblemen of problemen met het lezen. Eén bepaalde behandelingsmethode kan nooit effectief zijn voor alle mogelijke stoornissen. Daarvoor is het oproepen van een woord of het lezen ervan een te ingewikkeld proces. Vandaar dat met de komst van de taalverwerkingsmodellen ook de zogenaamde *gevalsbeschrijvingen* hun intrede hebben gedaan. In dergelijke onderzoeken wordt verslag gedaan van de bevindingen bij een individuele patiënt of eventueel twee of drie patiënten met een vergelijkbare stoornis (we spreken in het laatste geval van *multipele* of *meervoudige gevalsbeschrijvingen*). In een gevalsbeschrijving wordt uitgebreid ingegaan op de diagnose van de onderliggende stoornis en op de afstemming van de therapie op de diagnostiek. Alle problemen die men bij de therapie tegenkomt, worden aan de orde gesteld en er wordt geprobeerd te doorgronden waarom bepaalde stappen in de therapie wel succesvol zijn en andere niet. Vervolgens worden de resultaten van het heronderzoek besproken en als het goed is ook de effecten op de spontane taal (dit is immers waarmee de patiënt het in het dagelijks leven moet doen). Vaak wordt de patiënt na

verloop van tijd nog een keer onderzocht om te onderzoeken of de therapie-effecten beklijven.
Uit dergelijke gevalsbeschrijvingen blijkt dat therapie wel degelijk verbetering in het taalgebruik van afasiepatiënten teweeg kan brengen. Het is natuurlijk van groot belang dat alle stappen van de therapie en het succes ervan duidelijk omschreven worden. Alleen op die manier is het mogelijk voor anderen de therapie bij vergelijkbare patiënten te repliceren. Maar in de eerste plaats is het natuurlijk van belang dat er gerapporteerd wordt over succesvolle therapieën. En niet alleen dat: ook een replicatie-onderzoek dat niet de gewenste effecten oplevert, kan veel informatie geven. Men moet dan wel proberen uit te vinden waarom deze therapie bij deze patiënt geen effect heeft, terwijl er bij een patiënt met een vergelijkbare stoornis wel succes geboekt werd.

Omdat keer op keer blijkt dat internationaal onderzoek moeilijk toegankelijk is, willen we in dit boek op een rijtje zetten wat er zoal gedaan is in het kader van taaltherapie op basis van de theorie over taalverwerking.
We pretenderen hiermee geenszins volledig te zijn. Bijna elke maand verschijnen er nieuwe artikelen en/of boeken over afasietherapie. Daarbij zullen we ongetwijfeld belangrijke artikelen over het hoofd gezien hebben. We hopen slechts de lezer inzicht te geven in een nieuwe benaderingswijze van de afasietherapie.
Zoals de titel van dit boek al suggereert, zijn wij ons er zeer wel van bewust dat er slechts één benaderingswijze van therapie voor afasiepatiënten aan de orde komt. Het betreft dan ook nog een benaderingswijze die niet geschikt is voor alle afasiepatiënten. Wij zien deze beperking echter gerechtvaardigd door het feit dat dit een benaderingswijze is waarvan positieve effecten zijn gerapporteerd. Wij willen daarmee allerminst andere benaderingen diskwalificeren.
Zoals eerder gemeld is therapie gericht op compensatie van de onderliggende stoornis in de periode van spontaan herstel niet aan te bevelen. In die periode kan men zich beter richten op het herstel van de gestoorde functies door middel van stimulatietherapie of gestructureerde taaltherapie die meer gericht is op een groter geheel. Maar welke benaderingswijze men ook kiest, men zal altijd een manier moeten vinden om het geleerde te laten generaliseren naar de spontane taal. Als een patiënt beter gaat presteren op een benoemtaak, dan is dat interessant vanuit het oogpunt van de leertheorie, maar voor de patiënt

weinig nuttig als hij daardoor niet ook in de spontane taal zijn woorden makkelijker kan vinden.

Taalverwerkingsmodellen

Centraal in dit boek staan de taalverwerkingsmodellen, welke vanaf het begin van de jaren tachtig ontwikkeld zijn. Kenmerkend voor deze modellen is hun modulaire karakter. In deze modellen worden de modulen veelal aangegeven door middel van hokjes. Elke module verwerkt specifieke informatie. De pijlen in de modellen zijn de kanalen die de output van de ene module doorsturen als input voor de volgende module.
Deze taalverwerkingsmodellen zijn gebaseerd op het principe van *dubbele dissociatie*. Voor een bepaald proces of een bepaald kennissysteem wordt een aparte verwerkingscomponent aangenomen als blijkt dat zo'n proces of kennissysteem bij een bepaalde patiënt gestoord is, terwijl andere intact zijn. Dit is het *dissociatieprincipe*. Is er nu een patiënt bij wie juist deze module intact is, terwijl de andere gestoord zijn, dan is er sprake van *dubbele dissociatie*. Zo zijn er patiënten beschreven die wel regelmatig gespelde woorden (zoals *zag*) konden lezen, maar die onregelmatig gespelde woorden (zoals *shag*) lazen alsof ze regelmatig gespeld waren. Dit deed vermoeden dat er een proces bestond dat letters direct kon omzetten naar klanken en dat mensen een beroep doen op dat proces als zij de visuele woordvormen in het lexicon niet kunnen bereiken (*dissociatieprincipe*). Ook bleken er patiënten te zijn die geen niet-bestaande woorden (zoals *kag*) konden lezen, maar bestaande woorden wel. Hiermee is dan aangetoond dat het proces van letter-naar-klankomzetting ook selectief gestoord kan raken. Reden dus om twee routes aan te nemen voor het hardop lezen: een via de visuele woordvormen in het lexicon en een via letter-naar-klankomzetting. Deze routes kunnen onafhankelijk van elkaar gestoord zijn: *dubbele dissociatie*. Op basis van dit principe zijn de taalverwerkingsmodellen opgesteld. Hoewel er meerdere versies in omloop zijn, verschillen ze onderling maar weinig.
Verreweg de meeste bijdragen aan deze theorie komen vanuit de cognitieve (neuro)psychologie en dat is de grote verdienste van deze tak van wetenschap. (Overigens bestaan er soortgelijke modellen voor het verwerken van visuele

informatie en ook deze modellen komen voort uit de cognitieve psychologie; deze modellen worden hier verder buiten beschouwing gelaten, omdat zij geen direct verband hebben met taaltherapie; in het boek van Riddoch & Humphreys (1994) worden hiervan duidelijke voorbeelden gegeven). Maar er is ook een nadeel: de theorieën betreffen alleen het woordniveau. Het produceren of begrijpen van zinnen wordt er niet door verantwoord. Gelukkig hebben de psycholinguïsten deze leemte opgevuld: Levelt heeft in 1989 zijn boek over zinsproduktie gepubliceerd en hierin wordt uitgebreid ingegaan op het maken van zinsstructuren. Helaas gaat dit boek voornamelijk over de produktie van gesproken zinnen en niet over het begrip ervan. Maar Black (1991, besproken in Black, Nickels & Byng, 1991) heeft uitgebreid gerapporteerd over hoe gesproken zinnen begrepen worden. Hiermee zou het plaatje min of meer compleet zijn, ware het niet dat er nooit een model is gemaakt voor het lezen en schrijven van zinnen. In 1993 heeft Bastiaanse de bestaande modellen samengevoegd als uitgangspunt voor een viertal gevalsbeschrijvingen (die overigens alleen betrekking hebben op diagnostiek, niet op therapie). Dit model wordt in het volgende hoofdstuk beschreven en als uitgangspunt voor dit boek gebruikt. Overigens is natuurlijk ook dit model verre van compleet: de beschrijving van taalverwerking houdt op bij de punt: er wordt niet besproken hoe het verwerken van lange teksten in zijn werk gaat, terwijl dat uiteindelijk toch is waar communicatie om gaat. De reden voor deze beperking is echter simpel: tot op zinsniveau kunnen we nu redelijk beschrijven hoe taal verwerkt wordt. Van het tekstniveau weten wij nog veel te weinig af om zinvolle uitspraken te kunnen doen.

De taalverwerkingsmodellen en diagnostiek

Met behulp van de bestaande taalverwerkingsmodellen en de bestaande mogelijkheden tot diagnostiek zijn we redelijk goed in staat vast te stellen welke processen en modulen intact zijn en welke minder goed functioneren. Toch zijn er nog steeds discussies, bijvoorbeeld over de vraag hoe men een zogenaamde toegangsstoornis (waarbij de patiënt niet in staat is om toegang te krijgen tot bepaalde representaties, bijvoorbeeld de gesproken woordvormen) kan onderscheiden van een opslagstoornis (waarbij de representaties zelf zijn aangetast). Enkele jaren geleden werden daar nog duidelijke regels voor gegeven (Nettleton & Lesser, 1991), maar recentelijk zijn deze regels door Rapp & Caramazza (1993) ter discussie gesteld. Zij vragen zich terecht af of men een dergelijk onderscheid wel kan maken en of het wel een zinvol onderscheid is (zie ook Riddoch & Humphreys, 1994). Dit ter illustratie van het feit dat nog lang niet alle problemen zijn opgelost, ondanks het feit dat er de laatste jaren een enorme vooruitgang is geboekt.

Over één ding is men het echter eens, dat is dat een uitgebreide diagnostiek op basis van bestaande taalverwerkingstheorieën voorwaarde is voor het verantwoord geven van taaltherapie (Hillis, 1993; Caramazza & Hillis, 1993; Baddeley, 1993; Coltheart, Bates & Castles, 1994). Sinds enige tijd is in Nederland de PALPA (Bastiaanse, Bosje & Visch-Brink, 1995) verkrijgbaar en met behulp van dit instrument is men goed in staat stoornissen in de verwerking van gesproken en geschreven woorden te inventariseren. Op zinsniveau is voor het Nederlands geen goede test beschikbaar, hoewel men met het onderdeel 'zinsbegrip' van de SAN-test (Deelman, Koning-Haanstra, Liebrand & Van den Burg, 1981) een bepaalde trend wel op het spoor kan komen. Ook de *Test for Reception of Grammar* (TROG, Bishop, 1982) is een geschikte test om verschillende aspecten van het zinsbegrip te onderzoeken, hoewel deze test oorspronkelijk bedoeld is voor kinderen. Helaas is er nog geen officiële Nederlandse vertaling beschikbaar en is de TROG niet voor het Nederlands genormeerd en gestandaardiseerd. In het hoofdstuk over zinsbegrip zal verder op dit probleem worden ingegaan. Voor het analyseren van de zinsproduktie kan men gebruik maken van de subtests van de SAN-test (Deelman e.a., 1981) en de AAT (Graetz, De Bleser & Willmes, 1992). Voor een goede diagnostiek is het dan belangrijk dat er een foutenanalyse gemaakt wordt en dat er vergelijkingen worden getrokken met de mondelinge woordproduktie.

Taalverwerkingsmodellen en therapie

Het moge duidelijk zijn dat de theorieën over taalverwerking en de modellen die daarop gebaseerd zijn grote invloed hebben op de diagnostiek bij afasie. Terecht rijst de vraag: wat leveren deze modellen nu op voor de behandeling? Succes van therapie is niet alleen afhankelijk van een gedegen diagnostiek naar cognitieve stoornissen, maar ook van andere factoren, zoals de belangstelling en motivatie van de patiënt, de leeftijd van de patiënt en de wijze waarop therapie gegeven wordt. Toch zullen de meeste afasiologen het belang van diagnostiek aan de hand van taalverwerkingstheorieën inzien. Het algemene idee is immers dat men, wanneer men een stoornis gaat behandelen, op zijn minst moet weten wat de stoornis precies is. Begrijpen wat de stoornis is, betekent dat men in staat moet zijn te beschrijven welke taalverwerkingseenheden beschadigd zijn, en in welke mate, en welke intact gebleven zijn. Dit betekent dat behandeling altijd vooraf gegaan dient te worden door een theoretische analyse en deze analyse kan niet worden uitgevoerd zonder model, omdat dergelijke modellen aangeven welke verwerkingscomponenten van belang zijn.

Het probleem is alleen dat dergelijke modellen en de daaraan gekoppelde cognitieve theorieën niets zeggen over hoe een gevonden stoornis behandeld moet worden. Eens te meer blijkt hier de kloof tussen de wetenschap en de klinische praktijk. In Caramazza & Hillis (1993) en Hillis & Caramazza (1994) worden twee afasiepatiënten die een vergelijkbare stoornis hadden besproken. Bij een van de patiënten heeft de gegeven therapie wel effect, bij de andere niet. Op basis van het door hun gebruikte model was dit niet voorspelbaar. Ook geven zij aan dat zij bij twee patiënten met verschillende onderliggende stoornissen dezelfde therapie toegepast hebben, met dezelfde positieve resultaten. Hieruit concluderen zij dat de therapeut, ondanks de modellen, nog steeds zelf moet bedenken hoe hij de gevonden stoornissen moet behandelen; de modellen zelf geven daartoe geen enkele aanwijzing.

De kritiek van Hillis & Caramazza is enigszins terecht: inderdaad is er geen directe leidraad voor het opstellen van een therapieplan. Maar indirect zijn er wel degelijk aanwijzingen hoe men een therapie kan ontwerpen. Een mooi voorbeeld hiervan is beschreven door Bachy-Langedock & De Partz (1989). Door gebruik te maken van routes die bij het diagnostisch onderzoek intact waren en door restauratie- en compensatiemechanismen te combineren, hebben zij het woordvindingsproces bij een Franstalige afasiepatiënt succesvol behandeld. Deze therapie is ook toegepast op een Engelstalige (Nickels, 1992) en een Nederlandstalige (Bastiaanse, Bosje & Franssen, in druk) patiënt, met vergelijkbare resultaten.

Kortom, de modellen zo als zij nu gehanteerd worden, zijn nog weinig specifiek met betrekking tot therapie. Dit betekent echter niet dat zij ons geen aanknopingspunten kunnen bieden voor therapie, zoals uit diverse gevalsbeschrijvingen is gebleken. Juist door het uitgebreid beschrijven van succesvolle en niet succesvolle therapieën kunnen we meer te weten komen over in welke mate de verschillende componenten van het taalverwerkingssysteem gevoelig zijn voor welke vormen van therapie. De tot nu toe verschenen studies kunnen aangewend worden als uitgangspunt. Een doel van dit boek is onder andere het geven van een overzicht van deze studies.

Hoofdstuk 2

Taalverwerkingsmodellen

Vanuit de psychologie en de linguïstiek zijn diverse taalverwerkingsmodellen voortgekomen, gebaseerd op versprekingen van gezonde taalgebruikers, psycholinguïstische experimenten en selectieve stoornissen van afasiepatiënten. Deze modellen trachten weer te geven hoe woorden en zinnen worden begrepen en geproduceerd. Voor de afasiologie is het meest gebruikte model dat waarin het begrip en de produktie van gesproken en geschreven woorden wordt verklaard. Er zijn verschillende varianten van dit model, maar het meest uitgebreid is het beschreven door Ellis & Young (1988). Veel tests en tegenwoordig ook therapieën zijn gebaseerd op dit model (bijvoorbeeld de PALPA, Bastiaanse e.a., 1995). Jammer genoeg betreffen dergelijke zeer uitgebreide modellen alleen het woordniveau.

Een ander vaak gebruikt model is dat van Levelt (1989). Dit model beschrijft de produktie van gesproken zinnen. Het is gebaseerd op versprekingen en psycholinguïstische experimenten. Dit model bevat ook een taalbegripscomponent, maar deze wordt in het boek van Levelt niet uitgebreid beschreven. Een dergelijke beschrijving is wel gegeven door Black (1991, zie Black e.a., 1991), die een verantwoording geeft voor het begrijpen van gesproken zinnen. Een ander nadeel van Levelts model is dat het alleen gesproken taal betreft.

Hoewel dus in principe de verwerking van alle taalniveaus (klanken/grafemen, woorden en zinnen) in alle vier de modaliteiten (spreken, begrijpen van gesproken taal, lezen en schrijven) beschreven is, is er zelden een poging gedaan het geheel in één model te vatten. In Bastiaanse (1993) zijn de modellen van Ellis & Young, Levelt en Black samengevoegd tot een model dat een weergave beoogt te zijn van hoe gesproken en geschreven woorden en zinnen worden geproduceerd en begrepen. Dit model wordt hier besproken en is het uitgangspunt voor de overige hoofdstukken over stoornissen, diagnostiek en therapie. In bijlage 3 zijn de termen uit dit model en de overeenkomstige termen uit het taalverwerkingsmodel van Ellis & Young opgenomen.

De conceptualisator en het lexicon

Taalverwerkingsmodellen zijn modulair van aard, hetgeen betekent dat ze zijn opgebouwd uit enkele onafhankelijk van elkaar functionerende modulen. Elke module verwerkt specifiek informatie. Zo bevat de *syntactische codeerder* procedures om de oppervlaktestructuur van een zin op te bouwen. Met deze kennis wordt de informatie die vanuit de *semantische codeerder* binnenkomt, verwerkt. In het model zoals dat hier gepresenteerd wordt verwerken de hokjes de binnenkomende informatie. De pijlen zijn de kanalen die de informatie doorgeven: zij sturen de *output* van de ene module door als *input* naar de volgende module.

De eerste twee componenten, de *conceptualisator* en het *lexicon* zijn het hart van het model. Volgens Levelt (1989) gaan er nogal wat mentale processen vooraf aan het formuleren van een boodschap, zoals het selecteren van de relevante informatie, het vasthouden van de lijn in een gesprek. Hij noemt dit geheel aan mentale processen het *conceptualiseren* en de verwerkingscomponent die hiervoor verantwoordelijk is heet dan ook de *conceptualisator*. Deze conceptualisator genereert de zogenaamde *preverbale boodschappen*, dit zijn conceptuele structuren die verwijzen naar een bepaalde toestand of activiteit. Preverbale boodschappen hebben een propositionele vorm en moeten gecodeerd worden, willen ze verwoord worden. Hoewel Levelt (1989) niet duidelijk aangeeft hoe taal begrepen wordt, neemt hij wel aan dat de conceptualisator ook de gedecodeerde boodschappen verwerkt met behulp van dezelfde kennis die gebruikt wordt om boodschappen te genereren. De conceptualisator en het lexicon zijn schematisch weergegeven in Figuur 1.

Ellis & Young (1988) hebben in hun model geen conceptualisator of iets soortgelijks opgenomen. Zij maken geen onderscheid tussen verbale en nonverbale semantiek. Levelt (1989) onderscheidt dus wel twee aparte modules: de *conceptualisator* - die de nonverbale concepten bevat - en het *lexicon* - waarin de verbale betekenis en syntaxis is opgeslagen in het lemmagedeelte. Dit doet

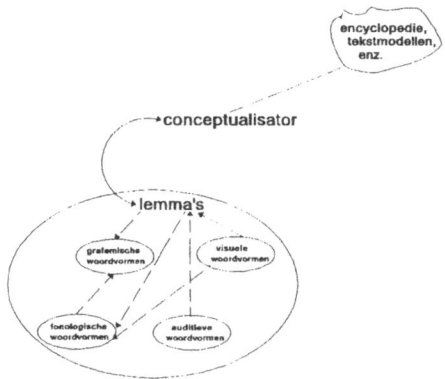

Figuur 1: Grafische weergave van de conceptualisator en het lexicon.

hij omdat er geen één-op-één relatie bestaat tussen concepten en lemma's. Ter illustratie geven wij hier een van zijn voorbeelden: men heeft een concept voor *een dode boom*, maar men heeft hiervoor, althans in het Nederlands, geen lemma. Als men het concept *een dode boom* wil verwoorden, heeft men meerdere lemma's én enkele syntactische operaties nodig. Volgens Levelt verschilt de wijze waarop concepten en lemma's zijn opgeslagen ook. In de conceptualisator zijn concepten geordend volgens conceptuele, dat wil zeggen situationele relaties. De lemma's zijn geordend op basis van hun semantische relaties. Dit betekent dat *water* en *zee* zowel op conceptueel als op semantisch niveau nauw gerelateerd zijn, maar dat *water* en *nat* wel conceptueel, maar niet semantisch verwant zijn. Howard & Franklin (1988) beschrijven een afasiepatiënt die een stoornis heeft in de verbale, maar niet in de nonverbale semantiek. Dergelijke stoornissen zijn ook besproken door Visch-Brink (1993).

Met een voorbeeld zullen we proberen het onderscheid tussen een concept en een lemma nog enigszins te verduidelijken. Ook hier wordt weer een voorbeeld van Levelt (1989) gebruikt, namelijk de mentale representatie van het werkwoord *geven* (zie Levelt 1989, p.188 e.v.). De conceptuele specificatie van *geven* is weergegeven in Figuur 2.

Als men dit concept wil verbaliseren, dan zal het een lemma activeren. Dit lemma bevat zowel semantische als syntactische informatie. De semantische informatie ziet er ongeveer als volgt uit: een gebeurtenis die plaatsvindt en die

16 Hoofdstuk 2

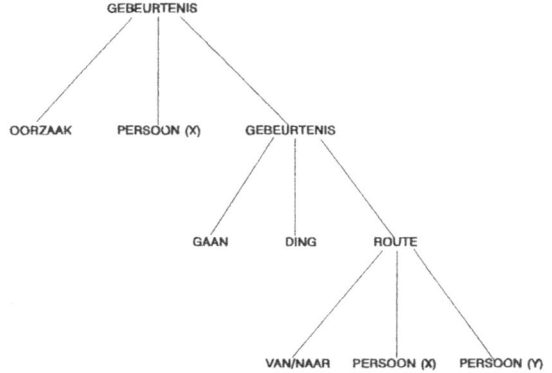

Figuur 2: Conceptuele representatie ven 'geven' volgens Levelt (1989).

veroorzaakt dat iets van de ene persoon (X) naar de andere (Y) gaat. Dit betekent dat het lemma *geven* drie argumenten heeft: een actor (X), een recipiënt (Y) en een thema. Het lemma van *geven* bevat als syntactische informatie dat het een werkwoord betreft waaraan drie syntactische functies moeten worden toegekend: onderwerp, lijdend voorwerp en meewerkend voorwerp. Het lexicon heeft nog een ander deel, namelijk dat waar de woordvormen liggen opgeslagen. Er wordt hier aangenomen dat het lexicon van iemand die een normaal lees- en schrijfvermogen heeft vier subcomponenten heeft, waarin de auditieve, de visuele, de fonologische en de grafemische representatie van een woord apart zijn opgeslagen. Een dergelijk onderscheid wordt aangenomen, omdat uit gevalsbeschrijvingen is gebleken dat deze representaties onafhankelijk van elkaar gestoord kunnen zijn. Zo beschrijven Caramazza & Miceli (1990) patiënt RGB, bij wie de fonologische woordvormen gestoord zijn, maar de grafemische woordvormen intact en zij concluderen daaruit dat deze representaties in aparte modules opgeslagen moeten zijn. Ook zijn er patiënten beschreven bij wie de grafemische woordvormen gestoord en de fonologische intact zijn (bijvoorbeeld RG die is beschreven door Beauvois & Dérousné, 1981) of de fonologische woordvormen intact en de auditieve woordvormen gestoord (bijvoorbeeld MK die is beschreven door Howard & Franklin, 1988). Dergelijke gevalsbeschrijvingen hebben ook aangetoond dat enkele van deze sublexicons onderling verbonden zijn. Hier wordt aangenomen dat de visuele woordvormen verbonden zijn met de fonologische woordvormen en de fonologische woordvormen met de grafemische woordvormen. Volgens Ellis & Young (1988) is er geen sterk bewijs dat er ook een directe verbinding bestaat tussen de auditieve en de fonologische woordvormen en er is in het geheel geen bewijs voor een verbinding van de auditieve woordvormen met de visuele of de grafemische woordvormen. Dit betekent dat er momenteel alleen een sterke aanwijzing is voor de verbindingen tussen de visuele, de grafemische en de fonologische woordvormen. Op zichzelf is dat niet zo verwonderlijk: zowel het lezen als het schrijven zijn gebaseerd op gesproken taal.

Met behulp van een voorbeeld zullen we de onderscheidingen die nu in het lexicon zijn aangebracht verduidelijken. Stel dat een spreker iets wil zeggen over een kat. In dat geval wordt het concept KAT^1 geactiveerd, dat op zijn beurt het lemma KAT oproept. Het lemma bevat informatie over de betekenis - dat het een huisdier is dat miauwt - en de syntaxis - dat KAT een zelfstandig naamwoord is. De auditieve en fonologische woordvorm is /kɑt/ en de visuele en grafemische woordvorm <kat>.

Het lexicon wordt bij bijna alle taalverwerkingstaken gebruikt. Alleen het hardop lezen, het herhalen en het kopiëren van woorden kan worden uitgevoerd zonder dat gebruik gemaakt wordt van het lexicon, via de zogenaamde *sublexicale routes*. Hier komen we later in dit hoofdstuk nog op terug.

Begrip van gesproken en geschreven woorden

In Figuur 3 staat schematisch weergegeven hoe we gesproken en geschreven woorden begrijpen. Als men een woord hoort (bijvoorbeeld [kɑt]), dan moeten de spraakklanken worden gedestilleerd uit de geluidsgolven. Dit doet de *fonologische decodeerder* die de waargenomen spraakklanken identificeert. De fonologische decodeerder bevat procedures voor het identificeren van de

---

[1] *Vanaf nu worden concepten aangegeven met hoofdletters in cursief (KAT)*, lemma's door hoofdletters (KAT), onderliggende fonologische en auditieve woordvormen door fonetische tekens tussen schuine strepen /kɑt/ en onderliggende geschreven (visuele en grafemische) woordvormen door letters tussen vishaken <kat>; de fonetische vormen worden weergeven door fonetische tekens tussen vierkante haken [kɑt].

18 Hoofdstuk 2

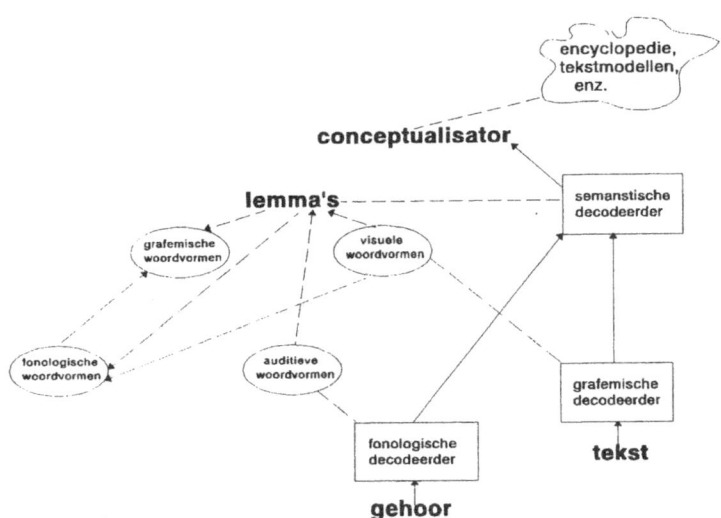

Figuur 3: het begrijpen van een gesproken of een geschreven woord.

individuele spraakklanken, de toonhoogte, de klemtoon enzovoort. Het is een heel flexibel systeem: dialectische verschillen, spreeksnelheid en achtergrondgeluid hebben geen invloed.

Als het spraakgeluid goed is geanalyseerd, dan wordt de auditieve woordvorm, /kɑt/, in het lexicon geactiveerd, zodat het woord herkend wordt. Let wel, in dit stadium wordt nog geen betekenis aan de spraakklanken toegekend.

Als de juiste auditieve woordvorm gevonden is, dan wordt het corresponderende lemma KAT geactiveerd. Gaat dit goed dan zal dit lemma door de *semantische decodeerder* verwerkt worden. Deze module bevat regels om linguïstische structuren te vertalen naar conceptuele structuren. Uiteindelijk 'begrijpt' de conceptualisator het woord.

Een soortgelijk proces kan men zich voorstellen bij het begrijpen van geschreven woorden. Eerst moet de letterreeks (in dit geval: k-a-t) worden geanalyseerd door de *grafemische decodeerder*. Deze module heeft een drievoudige functie: het identificeren van de letters, het coderen van de positie van de letters in de reeks en het groeperen van de individuele letters tot een woord. Als de letterreeks geanalyseerd is, dan wordt de visuele woordvorm <kat>

geactiveerd. Hiermee herkent de lezer de letterreeks als een woord (in dit stadium worden drukfouten opgemerkt). Als de visuele woordvorm herkend is, dan wordt het bijbehorende lemma geactiveerd, net als bij het begrijpen van gesproken woorden. Als het juiste lemma wordt geactiveerd, dan wordt dit door de semantische decodeerder verwerkt, dat wil zeggen, verbonden met het bijbehorende concept, hetgeen betekent dat het geschreven woord begrepen wordt.

Begrip van gesproken en geschreven zinnen

Om zinnen te begrijpen moet de informatie syntactisch gedecodeerd worden. Waarschijnlijk wordt de informatie over woordklasse ook geactiveerd bij het begrijpen van losse woorden, maar er hoeft dan verder niet ontleed te worden. Om zinnen te begrijpen hebben we een soort zinsontleder nodig: de *syntactische decodeerder* (zie Figuur 4).

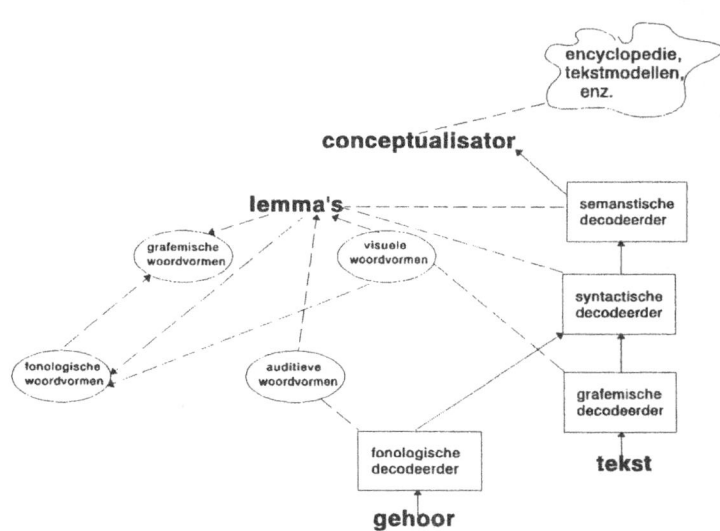

Figuur 4: het begrijpen van een gesproken of een geschreven zin.

Als een zin wordt gehoord, dan wordt de informatie fonologisch gedecodeerd, net als bij het begrijpen van gesproken woorden. De auditieve woordvormen worden opgezocht en de corresponderende lemma's worden geactiveerd. De informatie die nu vrijkomt, wordt gebruikt door de syntactische decodeerder. Deze decodeerder bevat syntactische ontleedprocedures en gebruikt de syntactische lemma-informatie. De lineaire volgorde van de elementen en de belangrijkste structurele relaties tussen deze elementen worden tijdens het syntactische decoderen gespecificeerd. Een voorbeeld zal dit verduidelijken. Neem de zin *het meisje achtervolgt het paard*. Nadat de eerste constituent syntactisch is gedecodeerd, zal deze begrepen worden als het grammaticale onderwerp van de zin, omdat dit het eerste zinsdeel is dat voor deze grammaticale rol in aanmerking komt (de 'normale' woordvolgorde in het Nederlands is immers onderwerp - persoonsvorm - lijdend voorwerp). *Achtervolgt* activeert het lemma ACHTERVOLGEN en de bijbehorende syntactische informatie: het is een werkwoord dat een onderwerp en een lijdend voorwerp bij zich moet hebben. Op basis van deze informatie zal *het paard* worden opgevat als het lijdend voorwerp. Dit resulteert in de structuur

het meisje$_{onderwerp}$ achtervolgt$_{werkwoord}$ het paard $_{lijdend\ voorwerp}$

De grammaticale morfemen (zoals de /t/ van *achtervolgt*) zijn opgeslagen in het woordvormengedeelte van het lexicon (zie Levelt, 1989). Deze morfologische informatie is, samen met de syntactische lemma-informatie, nodig om een juiste morfosyntactische representatie van de zin op te bouwen - bijvoorbeeld om de vervoeging van het werkwoord goed te kunnen begrijpen.

Na het genereren van een syntactische representatie van de zin moet de semantische informatie van de lemma's gebruikt worden om de zin semantisch te decoderen. De semantische informatie van het werkwoord bepaalt de semantische rollen, hetgeen betekent dat elke semantische rol toegekend moet worden aan een bepaalde positie in de syntactische structuur. Voor deze procedure bestaat geen goed Nederlands woord en daarom gebruiken we de Engelse term: *mappen*. Elke semantische rol wordt *gemapped* op een syntactische rol. In bovenstaand voorbeeld resulteert dit in de structuur:

het meisje$_{onderwerp, actor}$ achtervolgt het paard $_{lijdend\ voorwerp, patiens}$

Dit correspondeert weer met een conceptuele structuur: de zin wordt begrepen. Het begrijpen van geschreven zinnen is een vergelijkbaar proces: de zin wordt dan grafemisch gedecodeerd in plaats van fonologisch, waarna de visuele woordvormen gebruikt worden om de corresponderende lemma's te activeren. Vanaf hier is het proces hetzelfde als bij het begrip van gesproken zinnen.

Produktie van gesproken en geschreven woorden

In Figuur 5 is schematisch weergegeven hoe gesproken en geschreven woorden geproduceerd worden.

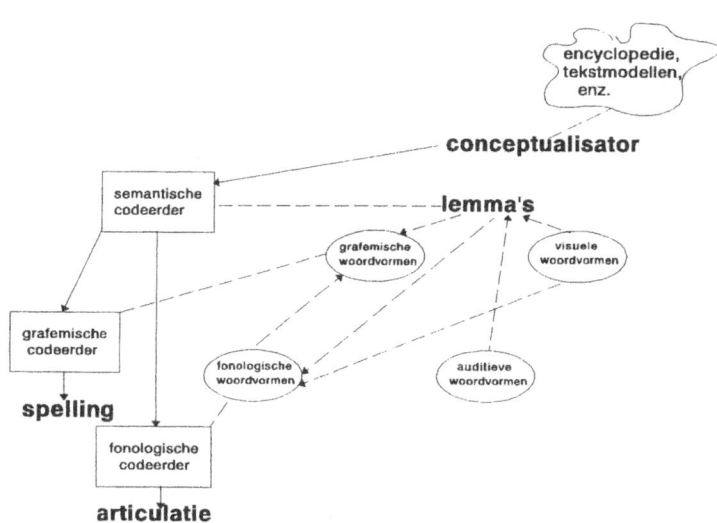

Figuur 5: het produceren van een gesproken of een geschreven woord.

Voor taalproduktie moet de conceptualisator een preverbale boodschap genereren. Bij het produceren van losse woorden (zoals bij een benoemtest) bevat deze boodschap slechts één concept, bijvoorbeeld *KAT*. De semantische codeerder activeert vervolgens het corresponderende lemma in het lexicon (KAT).

Als het juiste lemma is geactiveerd, dan wordt de corresponderende fonologische of grafemische woordvorm opgeroepen, afhankelijk van de taak. Stel dat een woord uitgesproken moet worden. Het lemma KAT moet dan de fonologische woordvorm /kɑt/ activeren. Het gemak waarmee een woordvorm uit het lexicon wordt opgehaald is sterk afhankelijk van de frequentie van het woord (Kay & Ellis, 1987; Howard & Franklin, 1988), hetgeen betekent dat een hoogfrequent woord makkelijker geselecteerd wordt dan een laagfrequent. Dit geldt overigens niet alleen voor afasiepatiënten: ook gezonde taalgebruikers kennen bij laagfrequente woorden het verschijnsel van 'het ligt op het puntje van mijn tong' (zie Ellis & Young, 1988).

Als de juiste woordvorm is geactiveerd, dan moet deze fonologisch verwerkt worden door de fonologische codeerder. Deze module bevat informatie over de fonologische regels van een taal. Voor het Nederlands betekent dit bijvoorbeeld dat de assimilatieregels moeten worden toegepast (/zɑk+duk/ → [zɑgduk], /vaz/ → [vas]). Als de juiste fonemische vorm is gegenereerd, dan kan het woord worden uitgesproken.

Als een woord gespeld moet worden (mondeling of schriftelijk), dan moet het lemma de grafemische woordvorm activeren. Als de juiste onderliggende grafemische woordvorm is opgeroepen, dan moet deze verwerkt worden door de grafemische codeerder. Als de grafemen zijn toegekend kan het woord opgeschreven, gespeld of uitgetikt worden.

Produktie van gesproken en geschreven zinnen

Figuur 6 is een schematische weergave van de zinsproduktie. De hier gegeven beschrijving van zinsproduktie is voornamelijk gebaseerd op Levelt (1989). Het enige verschil is dat er hier een onderscheid is gemaakt tussen semantisch en syntactisch coderen, twee processen die Levelt samen neemt en *grammaticaal coderen* noemt.

Zoals eerder gezegd stuurt de conceptualisator een preverbale boodschap om semantische gecodeerd te worden, hetgeen betekent dat de lemma's in het lexicon geactiveerd worden. Laten we uitgaan van de zin *de man kust de vrouw*. Nadat het zinsdeel *de man* verwerkt is, moet het concept *KUSSEN* semantisch gecodeerd worden. Het concept *KUSSEN* bevat de informatie dat persoon X

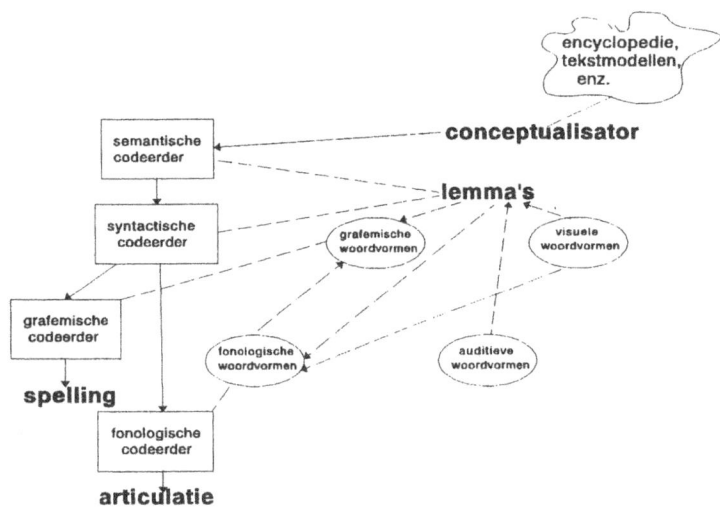

Figuur 6: het produceren van een gesproken of een geschreven zin.

iets doet bij persoon Y (vergelijk het voorbeeld dat eerder is gegeven voor *geven*). De semantische codeerder roept het lemma KUSSEN met zijn complete argumentstructuur (nl. dat het een actor en een patiens nodig heeft) op uit het lexicon en kent de rol van actor toe aan persoon X en de rol van patiens aan persoon Y. De structuur ziet er dan als volgt uit:

$$\text{KUSSEN (MAN}_{\text{actor}}, \text{VROUW}_{\text{patiens}})$$

Deze structuur moet syntactisch gecodeerd worden, waarbij de syntactische lemma-informatie gebruikt wordt om de oppervlaktestructuur van de zin te bouwen. In dit voorbeeld is de syntactische lemma-informatie dat KUSSEN een werkwoord is dat een onderwerp en een lijdend voorwerp bij zich moet hebben. Deze syntactische rollen moeten *gemapped* worden op de semantische rollen, in dit geval actor → onderwerp, patiens → lijdend voorwerp. Dit resulteert in de oppervlaktestructuur:

$$\text{MAN}_{\text{onderwerp,actor}} \text{ KUSSEN}_{\text{werkwoord}} \text{ VROUW}_{\text{lijdend voorwerp,patiens}}$$

Als de zin *de vrouw wordt door de man gekust*, die min of meer dezelfde conceptuele representatie heeft, geproduceerd moet worden, dan moet de actor *gemapped* worden op de rol van bijwoordelijke bepaling en de patiens op de rol van onderwerp. In dat geval ziet de oppervlaktestructuur er als volgt uit:

$$\text{VROUW}_{\text{onderwerp,patiens}} \; \text{KUSSEN}_{\text{werkwoord}} \; \text{MAN}_{\text{bijw.bep,actor}}$$

Of een zin in de actieve of passieve vorm wordt geproduceerd, is afhankelijk van de preverbale boodschap. In de preverbale boodschap wordt het concept waar iets over gezegd wordt benadrukt en gedurende de syntactische codering wordt het in een prominente positie geplaatst, wat betekent dat het gecodeerd zal worden als grammaticaal onderwerp.

Als de zin uitgesproken moet worden, dan activeren de lemma's de fonologische woordvormen, die op hun beurt gebruikt worden om de zin fonologisch te coderen. Als het werkwoord bijvoorbeeld gecodeerd is voor de derde persoon enkelvoud in de voltooid tegenwoordig tijd, dan zal het gecodeerd worden als *heeft gekust*.

Verder is de produktie van gesproken zinnen hetzelfde als die van gesproken woorden. Gedurende de fonologische codering wordt ook de zinsprosodie bepaald. Deze prosodische aspecten komen hier niet aan de orde, maar stoornissen kunnen wel degelijk optreden ten gevolge van hersenletsel, meestal bij een lesie in de rechter hemisfeer.

Het produceren van geschreven zinnen is vergelijkbaar met dat van gesproken zinnen, met dien verstande dat de zin grafemisch in plaats van fonologisch gecodeerd moet worden. Daarbij kunnen overigens dezelfde problemen met betrekking tot de grammaticale morfemen optreden als bij het produceren van gesproken zinnen. Als de juiste onderliggende grafemische woordvormen gevonden worden, is de grafemische codering van een zin vergelijkbaar met die van een woord.

Sublexicale verwerking

In alle hierboven genoemde processen speelt het lexicon een belangrijke rol. Gezonde taalgebruikers (en de meeste afasiepatiënten ook) kunnen echter ook overweg met zogenaamde *nonwoorden* of *niet-bestaande woorden*, klank- en letterreeksen die geen lexicale representatie hebben. Zij kunnen deze herhalen, hardop lezen en opschrijven als ze gedicteerd worden. Er moeten dus ook verbindingen buiten het lexicon om, zogenaamde *sublexicale routes*, aangenomen worden (Ellis & Young, 1988). Een schematische representatie van dergelijke routes is in Figuur 7 weergegeven.

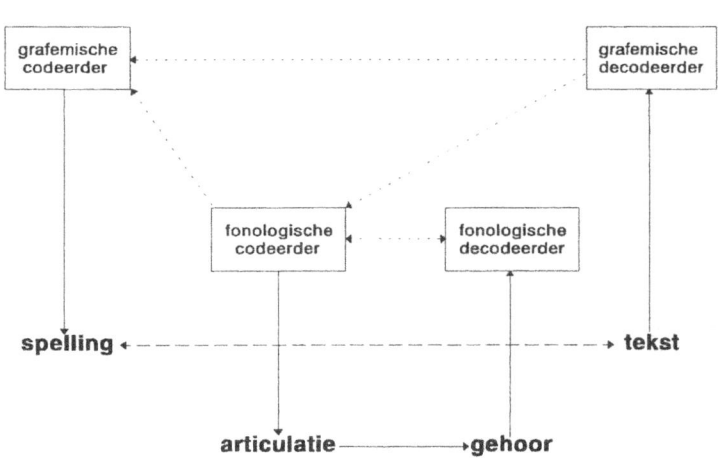

Figuur 7: sublexicale verwerking.

Als men een niet-bestaand woord wil herhalen, moet de klankreeks fonologisch gedecodeerd worden. Een directe verbinding tussen de fonologische decodeerder en de fonologische codeerder maakt het mogelijk dat men de waargenomen spraakklanken omzet in fonologische representaties. Zo kan een niet-bestaand woord herhaald worden. Vanzelfsprekend kan deze verbinding ook gebruikt worden voor het herhalen van bestaande woorden, maar bij een beschadiging ervan kan de patiënt nog wel woorden herhalen door gebruik te maken van de lexicale route (fonologische decodeerder - lexicon - fonologische codeerder), maar niet-bestaande woorden herhalen zal problemen geven. De directe verbinding tussen fonologisch decoderen en coderen gaat beide kanten op: men maakt er ook gebruik van voor interne auditieve feedback. Interne auditieve feedback is de eerste stap van *inner speech*, een controlemechanisme dat de mens in staat stelt zijn eigen geplande spraak te controleren. Niet de hele route van *inner speech* is sublexicaal: nadat de fonologische codering heeft plaatsgevonden wordt het op dezelfde wijze verwerkt als een gesproken zin (zie Levelt, 1989).

De directe verbinding tussen de grafemische decodeerder en de fonologische codeerder verklaart dat mensen in staat zijn niet-bestaande woorden voor te lezen. Nadat de letterreeks grafemisch gedecodeerd is, kunnen de grafemen direct in fonemen worden omgezet en na fonologische codering kan het niet-bestaande woord worden uitgesproken.

Een andere sublexicale verbinding is die tussen de fonologische decodeerder en de grafemische codeerder, waardoor men in staat is fonemen direct in grafemen om te zetten. Op deze manier kan men niet-bestaande woorden spellen.

Het kopiëren van teksten is mogelijk via twee verschillende sublexicale routes: óf van grafemische decodeerder naar grafemische codeerder, óf van tekst naar spelling. Als de eerstgenoemde route wordt gebruikt, dan maakt de patiënt gebruik van de grafemische informatie. Het is immers mogelijk een gedrukt niet-bestaand woord in handschrift over te schrijven. De route van tekst naar spelling is een niet-linguïstische route. Maakt men gebruik van deze route, dan wordt de tekst niet geanalyseerd, maar nagetekend, net als bij het natekenen van een tekening van bijvoorbeeld een bloem. Deze laatste route gaat beide kanten op: het gespelde materiaal kan weer gelezen en daardoor gecontroleerd worden. In dat geval wordt het geschrevene net zo geanalyseerd als ander geschreven materiaal.

Er moet nog één route genoemd worden: die tussen *spraak* en *gehoor*. Deze route kan men gebruiken om eigen spraak te controleren, op dezelfde wijze waarop men de spraak van anderen hoort.

Het volledige model

In Figuur 8 staat het volledige model afgebeeld. Het wordt hier geïllustreerd aan de hand van enige voorbeelden met betrekking tot het hardop lezen.

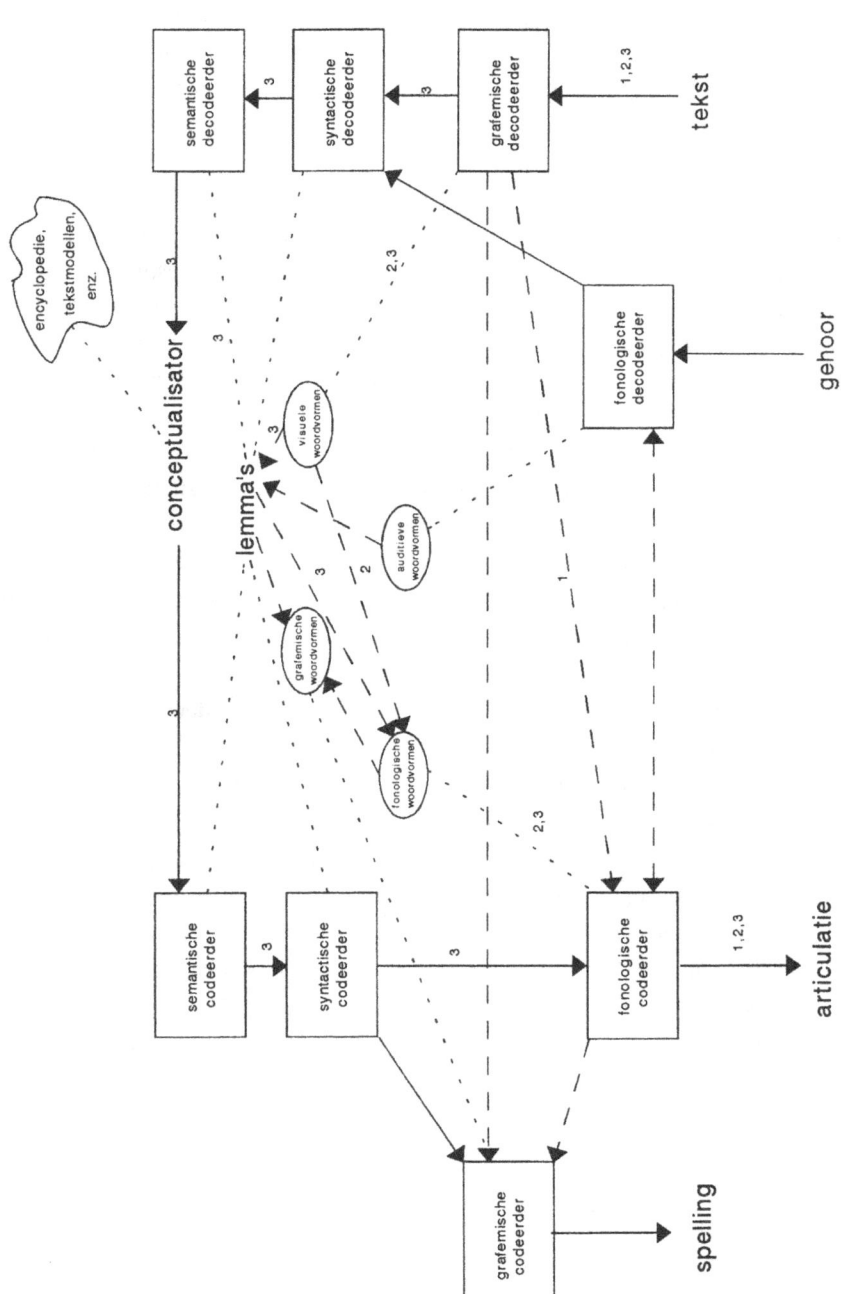

Voor het hardop lezen kunnen drie verschillende routes worden gebruikt. Bij gezonde taalgebruikers werken deze routes parallel, maar bij afasiepatiënten kunnen een of meer van deze routes beschadigd zijn. Om een woord hardop te lezen kunnen de volgende routes worden gevolgd: (1) sublexicaal hardop lezen, (2) hardop lezen zonder betekenis en (3) lezen met betekenis.

(1) Allereerst worden de letters van het woord grafemisch gedecodeerd. Het woord kan nu sublexicaal, via grafeem-foneemomzetting, worden gelezen: het woord wordt fonologisch gecodeerd en vervolgens uitgesproken. Alleen regelmatig gespelde woorden kunnen op deze manier juist worden voorgelezen. Voor het hardop lezen van onregelmatig gespelde woorden moet men het lexicon gebruiken. Route (1) wordt gebruikt voor het lezen van niet-bestaande woorden, dat wil zeggen, letterreeksen die geen lexicale representatie hebben.

(2) Wordt een woord via het lexicon gelezen, dan wordt het na de grafemische decodering herkend in dat deel van het lexicon waar de visuele woordvormen liggen opgeslagen. De directe verbinding tussen de visuele en de fonologische woordvormen maakt het mogelijk een woord goed hardop voor te lezen, zonder te begrijpen wat men leest (zie bijv. Schwartz, Saffran & Marin, 1980 en McCarthy & Warrington, 1986 voor gevalsbeschrijvingen). De fonologische woordvorm moet nu fonologisch gecodeerd worden en dan kan het woord uitgesproken worden. Deze route wordt gebruikt om woorden waarvan men de betekenis niet kent, hardop te lezen.

(3) Als men deze route gebruikt dan begrijpt men wat men voorleest. Nadat de visuele woordvorm in het lexicon is herkend, wordt het bijbehorende lemma geactiveerd. Dit lemma wordt semantisch gedecodeerd en zal op zijn beurt het bijbehorende concept activeren. Het lemma wordt opnieuw geactiveerd, maar nu door het concept (semantisch coderen) en hiermee wordt de fonologische woordvorm opgeroepen. Vervolgens wordt het woord fonologisch gecodeerd (syntactische codering is op woordniveau niet nodig). Net als in (1) en (2) wordt er nu fonologisch gecodeerd en kan het woord worden uitgesproken.

Enkele opmerkingen

Hier zijn enkele opmerkingen over taalverwerking en stoornissen daarin op zijn plaats. Allereerst het principe van *incrementele verwerking*. Volgens Levelt is taalproduktie incrementeel van aard, hetgeen betekent dat de coderingsprocessen parallel werkzaam zijn, maar op verschillende delen van de boodschap. Het eerste deel van de zin kan worden uitgesproken, terwijl het volgende deel fonologisch gecodeerd wordt en het laatste deel zich net in de fase van syntactische codering bevindt. Versprekingen door gezonde taalgebruikers tonen aan dat de incrementele verwerking niet altijd vlekkeloos verloopt. Soms wordt een eenheid voor zijn beurt verwerkt, zoals in *hij schoende zijn poetsen*, waarbij de woordvorm /sxun/ te vroeg opgeroepen wordt. Deze fout laat de autonome werking van de modules zien. Bij de semantische codering werd het lemma POETSEN gecodeerd voor de derde persoon enkelvoud, onvoltooid verleden tijd en werd het op de tweede plaats in de zin gezet. Dan gaat er iets fout: de woordvorm /sxun/ wordt te vroeg opgeroepen, maar de markering van het werkwoord blijft op zijn plaats staan en wordt toegevoegd aan het zelfstandig naamwoord. Gedurende de fonologische codering wordt er de uitgang /də/ aan toe gevoegd, zoals dat hoort na een /n/, en niet de uitgang die hoort bij de /s/ van *poetsen*. De fonologische codeerder heeft alleen met spraakklanken te maken en niet met betekenis, woordsoorten of zinsstructuur. Hij kan alleen maar fonologische regels toepassen, zelfs op nonsenswoorden en -zinnen.

Het is duidelijk dat men al begint een zin te begrijpen voordat de spreker geheel is uitgesproken. Als de hoorder *de man kust ...* verwerkt heeft, dan verwacht hij een lijdend voorwerp, dat begrepen zal worden als de patiens. Dankzij incrementele verwerking kan de mens met een ongelofelijke snelheid taal verwerken. Zelfs als een spreker niet op de verwachte weg verder gaat, kan de hoorder zich makkelijk aanpassen: fouten in zinnen worden niet altijd waargenomen.

Bij de beschrijving van het model werd beweerd dat een beschadiging van een bepaalde module tot een specifieke stoornis leidt. Men moet zich echter realiseren dat een dergelijke beschadiging zelden een complete uitval tot gevolg heeft. Meestal is de verwerkingscapaciteit van een module niet volledig verloren gegaan, zodat de patiënt onder zijn premorbide niveau presteert. Slechts zelden wordt er verslag gedaan van een patiënt bij wie het vermogen onregelmatige gespelde woorden te schrijven volledig verloren is gegaan. Wel zijn er patiënten beschreven bij wie het schrijven van onregelmatig gespelde woorden significant slechter is dan het schrijven van regelmatig gespelde woorden. Andere patiënten hebben significant meer problemen met het begrijpen van omkeerbare zinnen dan met het begrijpen van niet-omkeerbare zinnen, maar dat betekent niet dat zij alle omkeerbare zinnen onjuist begrijpen (Grodzinsky, 1990).

Ook moet men zich realiseren dat zuivere stoornissen weinig voorkomen. Bij de meeste patiënten is er meer dan één proces of module beschadigd. Bij afasie van Broca bijvoorbeeld is meestal zowel het begrip als de produktie van zinnen gestoord. Los hiervan hebben patiënten met een afasie van Broca vaak lichte woordvindingsproblemen en een diepe alexie.

Amnestische patiënten hebben woordvindingsproblemen en breken vaak hun zinnen af, zowel in de spontane taal als op een zinsconstructietest. Dit betekent niet noodzakelijkerwijs dat deze patiënten syntactische problemen hebben. Over het algemeen zijn de afgebroken zinnen het *gevolg* van de woordvindingsproblemen. Dit betekent dat men bij de diagnostiek en behandeling van afasie moet zoeken naar de onderliggende stoornis die de symptomen veroorzaakt. Het hier beschreven model kan hulp bieden bij de vaststelling welke linguïstische modules en processen normaal functioneren en welke beschadigd zijn, niet alleen voor wetenschappelijke doeleinden maar ook ten behoeve van de klinische praktijk.

Boven is een poging gedaan te beschrijven welke processen een rol spelen bij het begrijpen en produceren van taal, maar er is niets gezegd over de codeerders en de decodeerders. Er is wel gezegd dat bijvoorbeeld de syntactische codeerder procedures bevat voor het bouwen van een oppervlaktestructuur, maar dit is niet erg verhelderend. Het probleem is dat de modules nog een soort 'zwarte dozen' zijn; we weten niet hoe ze functioneren, maar op grond van psycholinguïstische experimenten, versprekingen en afasiedata weten we wel dat er onafhankelijke kennissystemen bestaan die ons in staat stellen taal te gebruiken. Toch zijn er wel onderzoekers die bepaalde processen hebben geprobeerd te doorgronden. Levelt (1989) gaat dieper in op de werking van de codeerders en Van der Linde (1992) heeft de werking van de fonologische codeerder proberen te ontrafelen met behulp van recente fonologische theorieën. Buckingham (1981, 1987, 1989, 1992) beschrijft eveneens het fonologische coderingsproces, maar hij doet dat op basis van afasiologische data. Caramazza & Miceli (1989, 1990) beschrijven het grafemisch coderen en Warrington en collega's (Warrington, 1975; Warrington & McCarthy, 1983; Warrington & Shallice, 1984) en Shallice (1990) lichten een tipje van de sluier op over de opslag van lemma's en concepten op basis van data van patiënten met categorie-specifieke stoornissen.

We willen hier nogmaals benadrukken dat het hier beschreven model in feite niets nieuws bevat. Het enige nieuwe is dat de produktie en het begrip van gesproken en geschreven taal in één model zijn ondergebracht. We hopen met de presentatie van dit model een bijdrage te leveren aan de diagnostiek van taalstoornissen. In de volgende hoofdstukken zal aangegeven worden hoe men met behulp van uitgebreide diagnostiek de werking van de verschillende modules en processen kan onderzoeken. Daarna wordt, aan de hand van recente gevalsbeschrijvingen besproken hoe een gevonden stoornis behandeld is en er worden suggesties gegeven over de te gebruiken bestaande therapieprogramma's.

Hoofdstuk 3

Stoornissen per niveau

In dit hoofdstuk wordt besproken welke stoornissen er kunnen optreden als één van de modules of verbindingsroutes gedeeltelijk of in zijn geheel gestoord is. Als eerste worden stoornissen in de centrale niveaus besproken. Daarna wordt er zoveel mogelijk dezelfde volgorde aangehouden als bij het hiervoor beschreven normale verwerkingsproces, alleen worden de stoornissen van gesproken en geschreven woorden nu afzonderlijk beschreven. Bij het beschrijven van de exacte lokatie van de stoornis zijn wij er steeds van uitgegaan dat een stoornis zich bevindt op het niveau van de toegang. We gaan er vanuit dat er sprake is van een volledige of gedeeltelijke blokkering van de toegang tot de representaties. De representaties zelf zijn in principe niet aangedaan, maar de patiënt is niet in staat deze op te roepen. Daarnaast kunnen er stoornissen optreden in de (de)coderingsprocessen.

Stoornissen in de centrale niveaus

Als de conceptualisator is aangedaan zal dit gevolgen hebben voor het begrijpen en uiten van taal. Er zullen afatische verschijnselen optreden. Deze verschijnselen zijn echter het gevolg van een algemeen cognitief probleem en niet het resultaat van een stoornis in de linguïstische verwerking op zich.

De ziekte van Alzheimer is een vorm van dementie en een voorbeeld van een ziekte, waarbij de conceptualisator langzamerhand verstoord raakt. Er zijn problemen met de concepten die ten grondslag liggen aan de communicatie door een stoornis in het systeem waar denkprocessen plaatsvinden. Bayles & Kaszniak (1988) noemen dit systeem het semantisch geheugen. Het woordgeheugen, dat te vergelijken is met het lemmagedeelte en de woordvormengedeelten, is volgens Bayles & Kaszniak bij dementie intact. De verminderde of beperkte werking van het semantisch geheugen komt naar voren bij taken die vragen om ideeën te creëren, te relateren en te ordenen: bijvoorbeeld leesbegripstaken, verbaal associatief redeneren, opnoemen binnen een semantische categorie en het verwerken van een gesproken en geschreven tekst.

Het gebruik van de term 'afasie' om communicatiestoornissen bij dementie te beschrijven is omstreden. Volgens velen zou de term 'afasie' gereserveerd moeten zijn voor patiënten met taalstoornissen als gevolg van een focale hersenbeschadiging. De oorzaak van de taalproblemen is dan ook een belangrijk criterium bij het differentiëren tussen afasie en dementie (Bayles & Kaszniak, 1988).

Bij een stoornis in de *lemma-informatie* in het lexicon zullen semantische fouten worden gemaakt bij alle linguïstische taken. Zo'n stoornis noemt men een *diepe afasie*. De voorstelbaarheid van de begrippen speelt een rol bij een stoornis op het lemmaniveau: abstracte woorden zullen meer problemen opleveren dan concrete woorden.

Ook bij stoornissen op zinsniveau kan de oorzaak in het lemmagedeelte liggen. Dit komt later nog aan de orde.

Stoornissen in het begrijpen van gesproken woorden

Als gevolg van een stoornis in de *fonologische decodeerder* ontstaat *pure woorddoofheid*, ook wel *woordklankdoofheid* genoemd. Een patiënt met pure woorddoofheid heeft problemen met het begrijpen en herhalen van woorden en met het herhalen van niet-bestaande woorden, doordat het identificeren en decoderen van spraakklanken gestoord is.

Volgens Lesser & Milroy (1993) treden de begripsproblemen in een mildere vorm van woorddoofheid alleen op bij woorden die niet in de context passen. Er zullen dan fouten worden gemaakt bij het discrimineren van minimale paren. Iemand met pure woorddoofheid kan wel normaal spreken, lezen en schrijven. Het schrijven op dictaat zal gestoord zijn, omdat hiervoor eerst gesproken taal fonologische gedecodeerd moet worden. Het onderscheiden van niet-talige geluiden hoeft niet gestoord te zijn.

Als er een stoornis is in de *toegang tot het auditieve-woordvormengedeelte* van het lexicon, dan is er sprake van *woordvormdoofheid*. De patiënt heeft geen toegang tot de auditieve woordvormen. Hij heeft dan problemen met het begrijpen van gesproken taal en zal slecht kunnen aangeven of een gegeven klankreeks een bestaand woord is (auditieve lexicale decisie). Hoewel het taalbegrip slecht is, kan de taalproduktie, het lezen en het schrijven bij patiënten met woordvormdoofheid volledig intact zijn.

Het verschil tussen pure woorddoofheid en woordvormdoofheid kan men vaststellen met een herhaaltest: de patiënt met woordvormdoofheid is in staat tot herhalen via de sublexicale route van de fonologische decodeerder naar de fonologische codeerder, de patiënt met pure woorddoofheid is niet in staat tot herhalen.

niveau	*naam*	*verschijnselen*
fonologische decodeerder	pure woorddoofheid	slecht woordbegrip
		slecht herhalen
toegang tot auditieve woordvormen	woordvormdoofheid	slecht woordbegrip
		goed herhalen
route aud.woordvormen → lemma's	woordbetekenisdoofheid	slecht woordbegrip
		(semantische fouten)
		goed herhalen
semantische decodeerder	woordbetekenisdoofheid	slecht woordbegrip
		(semantische fouten)
		goed herhalen
lemma's	diepe afasie	semantische fouten
		bij alle taken

Tabel 1: Overzicht van de plaats, de naam en de verschijnselen van stoornissen in het begrip van gesproken woorden.

Een stoornis in de *verbindingsroute tussen het auditieve-woordvormengedeelte en de lemma's* heeft *woordbetekenisdoofheid* tot gevolg. De woorden worden wel herkend, maar niet goed begrepen. Er zullen semantische fouten worden gemaakt bij het begrijpen van gesproken taal, als de auditieve woordvormen gerelateerde lemma's activeren. De patiënt kan de woorden wel herkennen als bestaande woorden en kan ze eveneens herhalen. Het begrip van geschreven woorden is in principe intact, evenals de produktie van gesproken taal. Bij het schrijven op dictaat kunnen semantische paragrafieën optreden.

Zoals eerder vermeld zullen bij een stoornis in de *lemmarepresentaties* semantische fouten worden gemaakt bij alle linguïstische taken. Ook bij een stoornis in de *semantische decodeerder* zullen semantische fouten optreden, doordat het verkeerde concept aan het lemma wordt toegekend.

Stoornissen in het begrijpen van geschreven woorden

Een stoornis in de *grafemische decodeerder* heeft een *perifere alexie* tot gevolg. Iemand kan dan de individuele letters niet meer identificeren, van elkaar onderscheiden of tot woorden groeperen, waardoor er problemen ontstaan met het lezen, het matchen en het kopiëren van woorden.
Omdat de grafemische decodeerder meerdere functies heeft, kunnen er bij een stoornis verschillende vormen van perifere alexie optreden:
a) *neglectalexie*: er worden visuele fouten gemaakt omdat er een stoornis optreedt bij het identificeren van de letters aan het begin of het einde van een woord. De positie van de niet correct geïdentificeerde letters wordt vaak wel vastgesteld, waardoor bij de fouten de letters niet weggelaten maar vervangen worden, zodanig dat de fout hetzelfde aantal letters bevat als het doelwoord. Deze stoornis kan onafhankelijk van een hemianopsie of hemineglect optreden.
b) *attentie-alexie*: er zijn problemen met het vaststellen van de posities van de letters. Fouten betreffen het verplaatsen van letters van het ene woord naar het andere.
c) *letter-voor-letter lezen*: De letters kunnen nog wel geïdentificeerd worden, maar het visuele-woordvormengedeelte kan niet geactiveerd worden vanuit de grafemisch decodeerder. De letters moeten eerst worden benoemd, voordat iemand in staat is om het hele woord te lezen. We zouden dit kunnen beschouwen als een stoornis in het groeperen van de letters.
Bij *visuele alexie* zou de stoornis in de grafemische decodeerder of in de toegang tot het visuele-woordvormengedeelte kunnen zitten. Er worden visuele fouten gemaakt: een woord wordt gelezen als een ander woord, dat veel lijkt op het doelwoord.
Stoornissen die optreden na het niveau van de grafemische decodeerder worden *centrale alexieën* genoemd.

Als er een stoornis is in de *toegang tot het visuele-woordvormengedeelte* van het lexicon, waar de vormen van de geschreven woorden opgeslagen liggen, spreken we van *oppervlakte-alexie*. Er zullen problemen zijn met het begrijpen van geschreven taal. De visuele lexicale decisie (beslissen of een letterreeks een bestaand woord vormt) levert problemen op en ook het hardop lezen van onregelmatig gespelde woorden is gestoord, omdat het uitspreken van deze onregelmatig gespelde woorden met name afhangt van herkenning in het visuele-woordvormengedeelte. Regelmatig gespelde woorden kunnen wel hardop worden gelezen via de sublexicale route van de grafeem-foneemomzetting. De patiënten zullen het woord niet kunnen onderscheiden van zijn geschreven pseudohomofoon (bijvoorbeeld 'touw' en 'tau'). Regelmatig gespelde homofonen, zoals 'stijl' en 'steil' zullen ook verward worden qua betekenis. Deze verwarring zal met name optreden als er geen duidelijke context is. Geschreven woorden kunnen in principe correct worden overgeschreven.

Een stoornis in de *verbindingsroute tussen het visuele-woordvormengedeelte en de lemma's* heeft *semantische toegangsalexie* tot gevolg. Het visueel begrip van woorden zal slecht zijn: er zullen semantische paralexieën optreden. De voorstelbaarheid van begrippen zal hierbij een rol spelen: concrete woorden zullen beter gelezen worden dan abstracte woorden. Regelmatig gespelde homofonen (bijvoorbeeld 'eis' en 'ijs') zullen verward worden qua betekenis, omdat de toegang tot de correcte lemma's gestoord is. Visuele lexicale decisie is wel mogelijk, omdat de representaties in het visuele-woordvormengedeelte van het lexicon wel opgeroepen kunnen worden.

Stoornissen in het begrijpen van gesproken en geschreven zinnen

Als er een stoornis is in de *syntactische decodeerder*, zal de patiënt niet in staat zijn om de morfosyntactische structuur (bijvoorbeeld het meisje$_{ondw}$ achtervolgt$_{werkwoord}$ het paard$_{lijdvw}$) van een zin te ontleden, waardoor deze niet goed begrepen kan worden. Dit wordt *asyntactisch begrip* genoemd. Ook bij het beoordelen van de grammaticaliteit van zinnen, zullen fouten worden gemaakt. Een gestoorde *semantische decodeerder* heeft tot gevolg dat de patiënt niet in staat zal zijn om semantische rollen toe te kennen aan de syntactische structuur, bijvoorbeeld het meisje$_{ondw,actor}$ achtervolgt het paard$_{lijdvw,patiens}$ (*map-*

niveau	naam	verschijnselen
grafemische decodeerder	perifere alexie	slecht visueel begrip
		slechte vis.lex. decisie
		fouten letterposities
grafemische decodeerder of	visuele alexie	slecht visueel begrip
toegang grafemische woordvormen		slechte vis.lex. decisie
		verwisseling gelijkende woorden
toegang grafemische woordvormen	oppervlakte alexie	slecht visueel begrip
		slecht vis.lex. decisie
		foutèn met onregelmatige spelling
route vis.woordvormen → lemma's	sem. toegangsalexie	slecht visueel begrip
		goede vis.lex. decisie

Tabel 2: Overzicht van de plaats, de naam en de verschijnselen van stoornissen in het begrip van geschreven woorden.

pingstoornis). Er zullen problemen zijn met het begrijpen van omkeerbare zinnen. Het beoordelen van de grammaticaliteit zal geen problemen opleveren, omdat de patiënt wel in staat is een syntactische structuur te ontleden.

Bij een stoornis in de *semantische en syntactische representaties van de lemma's* ontstaan dergelijke problemen in alle taalmodaliteiten. Een stoornis in de syntactische of semantische decodeerder heeft theoretisch gezien alleen gevolgen voor het begrip van gesproken en geschreven taal, niet voor de produktie. Toch is in de praktijk bij een gestoorde decodering meestal ook de codering en dus de taalproduktie gestoord.

Stoornissen in het produceren van gesproken woorden

Bij een stoornis in de *semantische codeerder* kunnen er parafasieën ontstaan omdat de semantische codeerder problemen heeft met het oproepen van de juiste lemma's in het lexicon. Er kunnen semantische parafasieën optreden doordat verwante lemma's geactiveerd worden, bijvoorbeeld 'poes' in plaats van 'hond'. Bij een ernstige stoornis kan het zelfs zo zijn dat willekeurige lemma's geactiveerd worden en dan zullen irrelevante parafasieën optreden, bijvoorbeeld 'beker' i.p.v. 'hond'.

Zoals al eerder gezegd, zullen er bij een stoornis in de lemmarepresentaties zelf semantische parafasieën optreden bij alle verbale taken.

Als de *verbindingsroute tussen de lemma's en het fonologische-woordvormengedeelte* gestoord is, zullen er problemen optreden bij het oproepen van woorden. De problemen zijn sterk afhankelijk van de woordfrequentie en zijn niet consistent. Het is mogelijk dat er semantische parafasieën optreden. De patiënt heeft vaak wel de beschikking over gedeeltelijke informatie over de woordvorm, bijvoorbeeld de eerste letter(s) of het aantal lettergrepen. Aangereikte cues (bijvoorbeeld de eerste klank) kunnen hem helpen bij het vinden van de juiste woordvorm. Het herhalen hoeft geen problemen op te leveren bij een stoornis in deze verbindingsroute. Bij *amnestische afasie* is deze verbindingsroute gestoord. Amnestische afasie kenmerkt zich dan ook door woordvindingsstoornissen (*anomie*), die zich vooral bij benoemtaken manifesteren en minder in de spontane taal. Er kan een frequentie-effect optreden: woorden die in het dagelijks leven minder vaak voorkomen, zullen met meer moeite worden opgeroepen dan woorden die vaak voorkomen.

Ook bij een bepaalde vorm van *Wernicke-afasie*, ook wel *neologistisch jargonafasie* genoemd, zijn er problemen met de toegang tot het fonologische-woordvormengedeelte. In de spontane taal treden veel fonologische fouten op. Sommige jargonafatici produceren alleen onbegrijpelijke uitingen. Volgens Ellis & Young (1988) wordt dit veroorzaakt door een stoornis in het oproepen van bruikbare informatie uit het fonologische-woordvormengedeelte, in combinatie met woorddoofheid, waardoor de patiënt niet in staat is zichzelf te controleren. Volgens Kohn (1988) zijn dergelijke produktiestoornissen niet alleen een gevolg van een stoornis in het oproepen van de fonologische woordvormen, maar ook van een stoornis in de fonologische codeerder.

Bij een stoornis in de *fonologische codering* treden er volgordefouten en substituties op in alle produktietaken (fonemische parafasieën), zelfs bij het herhalen. Ook zullen er fonemische approximaties (conduite d'approche) plaatsvinden, bijvoorbeeld 'kotijn, kolijn, komijn' voor 'konijn' of malapropismen bijvoorbeeld 'komijn' in plaats van 'konijn'. Er is een woordlengte-effect: er treden meer fouten op naarmate de woordlengte toeneemt. Dit wordt *conductie-afasie* genoemd.

Na de fonologische codering volgt nog de planningsfase en de motorische fase van de spraak. Een stoornis in het *planningsgedeelte* heeft *verbale apraxie* tot

niveau	naam	verschijnselen
semantische codeerder		semantische parafasieën
route lemma's → fon.woordvormen	anomie	woordvindingsproblemen
fonologische codering	conductie-afasie	fonemische parafasieën
		slecht herhalen
planning	verbale apraxie	fonetische parafasieën
motoriek	dysartrie	fonetische parafasieën

Tabel 3: Overzicht van de plaats, de naam en de verschijnselen van stoornissen in de produktie van gesproken woorden.

gevolg: de patiënt is tijdens het spreken steeds zoekende naar de juiste articulatiewijze en -plaats van de woordvorm. Hierbij worden fonemen vervangen door andere fonemen (bijvoorbeeld 'p' voor 'k', 'd' voor 's'). De patiënt hoort wel dat het niet klopt. Bij een stoornis in het *motorische gedeelte* van het spraakproces spreken we van dysartrie. Door verminderde spierkracht of verminderde coördinatie kunnen klanken niet goed worden gevormd. Deze stoornissen vallen buiten het beschreven taalverwerkingsmodel en zullen hier daarom niet verder besproken worden.

Stoornissen in het produceren van geschreven woorden

Bij een gestoorde *verbindingsroute tussen de lemma's en het grafemische-woordvormengedeelte*, treedt er een *oppervlakte-agrafie* op. De problemen bij het oproepen van de geschreven woordvormen zijn afhankelijk van de woordfrequentie en niet consistent. In het geval van een oppervlakte-agrafie, ook wel orthografische agrafie genoemd, zal de patiënt meer moeite hebben met het spellen van onregelmatig gespelde woorden op dictaat. Voor het schrijven van regelmatig gespelde woorden kan gebruik gemaakt worden van de sublexicale route: van de fonologische decodeerder, via de fonologische codeerder, naar de grafemische codeerder.

De patiënt heeft soms wel de beschikking over gedeeltelijke informatie over de woordvorm, bijvoorbeeld de eerste letter(s) of het aantal lettergrepen. Daardoor zullen er vaak approximaties optreden. Cues kunnen soms helpen bij het vinden van de juiste geschreven woordvorm. Het overschrijven van geschreven woorden is goed mogelijk, omdat hiervoor eveneens gebruik kan worden gemaakt van de al eerder genoemde sublexicale route. Als *de grafemische codeerder* gestoord is, is het proces dat de abstracte woordvorm koppelt aan de grafemische vorm gestoord. In dat geval is er sprake van *perifere agrafie*. Er zullen spellingfouten ontstaan bij allerlei manieren van spelling (schrijven, mondeling spellen, typen e.d.). Grafemen zullen worden gesubstitueerd door willekeurige andere grafemen, bijvoorbeeld <t> voor <k>. Dit betekent ook dat het grafeem <ch>, dat bestaat uit twee letters, gesubstitueerd kan worden door een grafeem dat bestaat uit één letter, bijvoorbeeld <l>. Ook zal er sprake zijn van additie en deletie van grafemen. De fouten zullen toenemen als de woordlengte toeneemt. Woordfrequentie, voorstelbaarheid en grammaticale woordklasse hebben geen invloed op de spellingfouten.

niveau	naam	verschijnselen
route lemma's → graf.woordvormen	oppervlakte agrafie	fouten met onregelmatige spelling
grafemische codeerder	perifere agrafie	fouten op grafeemniveau

Tabel 4: Overzicht van de plaats, de naam en de verschijnselen van stoornissen in de produktie van geschreven woorden.

Stoornissen in het produceren van gesproken en geschreven zinnen

Als de *semantische codeerder* gestoord is, kunnen er problemen ontstaan met het oproepen van een lemma behorende bij een bepaald concept. Bij werkwoorden moet de argumentstructuur van dat werkwoord opgeroepen worden. Bijvoorbeeld de argumentstructuur die hoort bij het lemma KUSSEN ziet er als volgt uit: KUSSEN (MAN$_{actor}$, VROUW$_{patiens}$). Bij een stoornis kan de complete argumentstructuur niet worden opgeroepen, met als gevolg dat in de produktie verplichte argumenten worden weggelaten (bijvoorbeeld 'man kust').

Door een stoornis in de *syntactische codeerder* zal iemand niet in staat zijn om een correcte morfosyntactische structuur van de zin op te bouwen, omdat informatie over bijvoorbeeld het werkwoord en zijn onderwerp en lijdend voorwerp ontbreekt of onvolledig is.

Deze stoornissen veroorzaken *agrammatisme* en *paragrammatisme*. Bij agrammatisme worden er alleen eenvoudige zinsstructuren gebruikt, bijvoorbeeld: "Ja, veel gewandeld.. eh.. voeten.. eh.. blote voeten.. hier strand eh.. is goed.. geen eh.. zwemmen, zwemmen niet.. water goed, maar eh.. veel golven." (Blauw-van Mourik & Koning-Haanstra, 1988) Bij paragrammatisme worden foute zinnen gemaakt: verplichte zinsdelen worden verplaatst, verkeerd gebruikt of weggelaten, bijvoorbeeld: "dan moeten we er toch naar toe gaan, willen we dat goed te kunnen brengen." (Blauw-van Mourik & Koning-Haanstra, 1988)

Als het toekennen van syntactische rollen (bijvoorbeeld onderwerp en lijdend voorwerp bij het voorbeeld KUSSEN) aan de semantische rollen (actor en patiens bij het voorbeeld KUSSEN) problemen geeft, worden de argumenten verkeerd in de grammaticale structuur geplaatst met als gevolg niet-welgevormde zinnen. Dit proces heet *mappen*, de stoornis een *mappingstoornis*: de argumenten worden bij de verkeerde syntactische rollen ingevuld.

Bij de produktie van zinnen kunnen verder dezelfde problemen optreden als bij de woordproduktie: woordvindingsmoeilijkheden en fouten bij de fonologische codering.

Stoornissen in sublexicale en intralexicale routes

Bij een gestoorde *verbindingsroute tussen de fonologische decodeerder en de fonologische codeerder*, is er sprake van *auditieve fonologische afasie*. De patiënt zal moeite hebben met het herhalen van niet-bestaande woorden. Omdat het herhalen dan via het lexicon en eventueel het lemmagedeelte moet plaatsvinden, zal de patiënt alleen in staat zijn om bestaande woorden te herhalen.

Bij de interne auditieve feedback wordt ook gebruik gemaakt van de route tussen de fonologische decodeerder en de fonologische codeerder. Bij beschadiging van deze route zal de patiënt gebruik moeten maken van zijn eigen gearticuleerde spraak om zijn gesproken taal te controleren. Hij kan dus niet langer zijn 'inner speech' gebruiken als controlemechanisme.

Een stoornis in de *verbindingsroute tussen de grafemische decodeerder en de fonologische codeerder* heeft een *fonologische alexie* tot gevolg. Er is dan sprake van een gestoorde grafeem-foneemomzetting. De patiënt zal problemen hebben met het hardop lezen van onbekende en niet-bestaande woorden. Het hardop lezen van bestaande woorden is wel mogelijk via de lexicale route (fonologische decodeerder - lexicon - fonologische codeerder). Het niet kunnen lezen van niet-bestaande woorden komt vaak voor in combinatie met een stoornis in de toegang tot het lemmagedeelte, waardoor semantische fouten (semantische paralexieën) optreden, bijvoorbeeld het lezen van het woord 'schoen' als het woord 'sok' bedoeld wordt. Er is dan sprake van *diepe alexie*.

Een stoornis in de *verbindingsroute van de fonologische codeerder naar de grafemische codeerder* heeft een *fonologische agrafie* tot gevolg. Dat wil zeggen dat de foneem-grafeemomzetting gestoord is. In tegenstelling tot het spellen van bekende bestaande woorden zal het spellen van onbekende bestaande of niet-bestaande woorden problemen geven. Deze stoornis komt vaak voor in combinatie met een stoornis in de route van het lemmagedeelte naar het grafemische-woordvormengedeelte, waardoor semantische paragrafieën kunnen optreden. Er is dan sprake van *diepe agrafie*.

Als de *verbindingsroute tussen de grafemische decodeerder en de grafemische codeerder* gestoord is, zal de patiënt alleen bekende bestaande woorden kunnen overschrijven. Dit zouden we *visuele agrafie* kunnen noemen. Onbekende en niet-bestaande woorden zal hij alleen via de niet-linguïstische route kunnen natekenen.

Als één van de *intralexicale routes* gestoord is, zal de patiënt daar weinig hinder van ondervinden. Alleen wanneer er woordvormen opgeroepen moeten worden, zonder dat men hiervan de betekenis weet, zullen er problemen ontstaan. Als bijvoorbeeld de route van het visuele-woordvormengedeelte naar het fonologische-woordvormengedeelte gestoord is, kan het fonologische-woordvormengedeelte alleen geactiveerd worden vanuit het lemmagedeelte. In zo'n geval kan de patiënt onregelmatig-gespelde woorden die hij wel herkent, maar niet begrijpt, niet hardop voorlezen.

niveau	naam	verschijnselen
fonologische decodeerder → fonologische codeerder	auditieve fonologische afasie	herhalen niet-bestaande woorden slecht
grafemische decodeerder → fonologische codeerder	fonologische alexie	hardop lezen niet-bestaande woorden slecht
grafemische decodeerder → fonologische codeerder + vis.woordvormen → lemma's	diepe alexie	semantische paralexieën
fonologische codeerder → grafemische codeerder	fonologische agrafie	spellen niet-bestaande woorden slecht
fonologische codeerder → grafemische codeerder + lemma's → graf. woordvormen	diepe agrafie	semantische paragrafieën
grafemische decodeerder → grafemische codeerder	visuele agrafie	kopiëren woorden → natekenen

Tabel 5: Overzicht van de plaats, de naam en de verschijnselen van stoornissen in de sublexicale routes.

… Hoofdstuk 4

Onderzoek en therapie -bestaand materiaal-

In dit boek willen we onder andere uiteenzetten hoe op een gestructureerde manier onderzoek gedaan kan worden naar de aard en ernst van de afatische stoornissen. Duidelijk mag zijn, dat het niet de bedoeling is een patiënt, die getroffen wordt door een taalstoornis, bij aanvang van de ziekte te overvallen met een reeks tests. Er zal vooral ook gezorgd moeten worden voor een goede psychosociale begeleiding. Daarnaast moeten de communicatiemogelijkheden die nog intact zijn, worden uitgebuit door ondersteunende en alternatieve communicatiemiddelen.

Om een beeld te krijgen van de afasie kan onderzoek gedaan worden met behulp van verschillende tests. De Akense Afasie Test (AAT) en de SAN-test zijn taaltests. Om een indruk te krijgen van de algemene communicatiemogelijkheden kunnen het Utrechts Communicatie Onderzoek (UCO), de Amsterdam-Nijmegen Test voor Alledaagse Taalvaardigheid (ANTAT), eenvoudige ja- en nee-zinnen, het geven van kleine opdrachten etc. gebruikt worden.

Naar aanleiding van bovenstaande tests kan vervolgonderzoek geïndiceerd zijn voor het opstellen van de doelen voor therapie. Hierbij kan gedacht worden aan neuropsychologisch onderzoek naar aandacht, geheugen, visuele perceptie en leervermogen of onderzoek naar een eventuele dementie.

In dit boek willen we vooral het onderzoek naar linguïstische stoornissen belichten. Met behulp van de Psycholinguïstische Testbatterij voor de Taalverwerking van Afasiepatiënten (PALPA), de Test for Reception of Grammar (TROG), de spontane-taalanalyses volgens de methodes van Saffran, Berndt & Schwartz (1989) en Vermeulen & Bastiaanse (1984) kan een linguïstische stoornis verder onderzocht worden. In de volgende paragrafen zullen we kort ingaan op genoemde onderzoeksmethoden.

Testmateriaal voor basisonderzoek bij afasiepatiënten

De Akense Afasie Test (AAT) (Graetz e.a., 1992) is een test voor diagnostisch onderzoek. Daarnaast leent de test zich goed voor de evaluatie van afasietherapie en het vastleggen van het herstelverloop. Bij het beschrijven van de diagnostiek in dit boek zijn we steeds uitgegaan van deze test.

De AAT bestaat uit de volgende onderdelen:
Spontane taal: Het gaat hierbij om een semi-gestandaardiseerd interview, waarbij de therapeut gerichte, open vragen stelt aan de patiënt over een aantal vaste onderwerpen, zoals ziektegeschiedenis, beroep en werk-, gezin- en woonsituatie. De uitingen van de patiënt worden op een aantal linguïstische niveaus beoordeeld en gescoord op een zes-puntsschaal. Deze niveaus zijn communicatief gedrag, articulatie en prosodie, geautomatiseerde taal, semantische structuur, fonematische structuur en syntactische structuur. Op grond van deze scoring kan de ernst van de stoornis worden beoordeeld en kunnen combinaties van symptomen worden vastgesteld, die mogelijk kenmerkend zijn voor één van de verschillende afasiesyndromen. Tegelijk wordt de verbale communicatiestoornis die het gevolg is van de afasie beoordeeld.
Tokentest: De tokentest is een zinsbegripstest die met hoge betrouwbaarheid afasiepatiënten onderscheidt van patiënten met een hersenbeschadiging zonder afasie. De ernst van de afasie hangt nauw samen met de score op deze test. De Tokentest bestaat uit vijftig mondeling aangeboden opdrachten met een oplopende moeilijkheidsgraad. De opdrachten zijn van dien aard, dat factoren als bijvoorbeeld het kunnen onthouden van de opdracht, conceptvorming en syntactisch begrip een rol spelen.
Naspreken: Deze test bestaat uit taken waarbij klanken, woorden en zinnen moeten worden herhaald.
Schrijftaal: Bij deze test wordt het hardop lezen, het leggen van woorden uit letters of woorddelen en het schrijven op dictaat getoetst.

Benoemen: De benoemtest bestaat uit vier taken waarbij getekende voorwerpen, kleuren en afbeeldingen van situaties moeten worden benoemd.

Taalbegrip: Bij deze test wordt het auditief en visueel woord- en zinsbegrip apart getoetst door middel van een plaatjesaanwijstest.

De SAN-test (Deelman e.a., 1981) is een genormeerde afasietest voor het auditief taalbegrip en het mondeling taalgebruik. Omdat deze test in de praktijk steeds vaker wordt vervangen door de AAT, zullen we er hier niet meer naar verwijzen. Dit neemt niet weg dat de SAN-test vooral voor patienten met een ernstige afasie nog steeds een bruikbare test is. Wij geven echter de voorkeur aan de AAT omdat deze meer informatie oplevert.

De Frenchay Afasie Screeningstest (FAST) is in Engeland ontwikkeld en vertaald naar het Nederlands (Schepers & Welzen, 1989). Dit diagnostisch instrument is nog maar sinds kort op de markt en differentieert, evenals de Tokentest, tussen afatische en niet-afatische patiënten. De FAST is zodanig opgebouwd dat er vier taalaspecten, namelijk auditief taalbegrip, mondelinge taalexpressie, lezen en schrijven, worden gescreend. De test is inmiddels gevalideerd en voorlopig genormeerd voor een bepaalde doelgroep (Bouw, Draaisma, Van der Linden & In 't Veld, 1994).

Het volgende testmateriaal is niet alleen gericht op de taal, maar onderzoekt de communicatiemogelijkheden in brede zin van het woord.

Het Utrechts Communicatie Onderzoek (UCO) (Pijfers, De Vries & Messing-Peterson, 1985) is een inventariserend afasie-onderzoek waarmee de communicatieve mogelijkheden en beperkingen van de patiënt in kaart worden gebracht, zodat een gericht communicatie-advies kan worden opgesteld voor de omgeving. Het onderzoek inventariseert receptieve en produktieve vaardigheden. Er wordt gewerkt met verbale en nonverbale hulpmiddelen. Tevens wordt de patiënt geobserveerd tijdens een gesprek. De UCO is niet gestandaardiseerd.

De Amsterdam-Nijmegen Test voor Alledaagse Taalvaardigheid (ANTAT) (Blomert, Koster & Kean, 1995), is geconstrueerd met de bedoeling de mondelinge communicatieve vaardigheid van een afasiepatiënt te onderzoeken. De score op de ANTAT dient als index voor de verbale redzaamheid van de patiënt. De test bestaat uit twintig scenario's van alledaagse situaties, zoals de dokter bellen of een kennismaking met de nieuwe buurman. Deze worden mondeling voorgelegd door de onderzoeker. Daarna wordt aan de patiënt gevraagd wat hij in zo'n situatie zou zeggen. De mondelinge communicatieve adequaatheid van de antwoorden wordt per scenario gescoord op een schaal voor begrijpelijkheid en een schaal voor verstaanbaarheid.

Testmateriaal voor aanvullend linguïstisch onderzoek

De Pyramids-and-Palmtrees (Howard & Patterson, 1992) is ontwikkeld om de herkenning en het begrip van objecten te onderzoeken. De test bevat twee verschillende soorten items. Bij het ene soort items moet de patiënt twee afbeeldingen matchen op basis van associaties die een ieder op grond van algemene kennis van de wereld zou moeten kunnen maken. Een voorbeeld hiervan is dat een piramide eerder geassocieerd wordt met een palmboom dan met een denneboom. Bij het andere soort items moeten de afbeeldingen gematcht worden op grond van een overeenkomstige semantische categorie. Een boom hoort eerder bij een appel dan bij een ui (Ellis & Young, 1988). Van de Pyramids-and-Palmtrees wordt momenteel een Europese versie ontwikkeld en genormeerd voor het Nederlands, namelijk de semantische associatietest (zie Visch-Brink & Denes, 1993).

PALPA staat voor 'Psycholinguistic Assessments of Language Processing in Aphasia'. De PALPA is een verzameling taken, ontwikkeld door Kay, Lesser & Coltheart (1992) en is voor het Nederlands bewerkt door Bastiaanse e.a., (1995). De PALPA is bedoeld als instrument voor klinisch linguïsten, logopedisten, neuropsychologen om het taalvermogen van afasiepatiënten te onderzoeken. De taken van deze test beoordelen de componenten van de fonologische, de orthografische, de lexicaal-semantische en de morfologische verwerking van taal. De variabelen die de resultaten zouden kunnen beïnvloeden, zoals woordfrequentie, woordlengte, morfologische complexiteit, voorstelbaarheid en semantische verwantschap, zijn zoveel mogelijk gecontroleerd. Op grond van de resultaten van een combinatie van taken, die geselecteerd worden

naar geschiktheid op basis van de eerste hypothese van de taalstoornis, is het mogelijk een profiel te maken van de psycholinguïstische verwerking. Dit profiel kan dienen als basis voor de therapie.
Omdat we in paragraaf 3.3 onder andere steeds zullen verwijzen naar onderdelen van de PALPA, zal nu een korte samenvatting worden gegeven van deze test.

Auditieve verwerking

1. Auditieve discriminatie: minimale paren, niet-bestaande woorden
Deze taak bevat eenlettergrepige, niet-bestaande woorden met een CVC-structuur. Er worden klankreeksen aangeboden, die minimaal van elkaar verschillen in stem, wijze of plaats van articulatie van één foneem (bijvoorbeeld 'taug' en 'tauk'). De patiënt moet aangeven of de leden gelijk of verschillend zijn.
Het goed kunnen horen, onthouden en vergelijken van twee aangeboden nietbestaande woorden is voorwaarde voor het goed kunnen uitvoeren van deze test.

2. Auditieve discriminatie: minimale paren, bestaande woorden
De constructie van deze taak is vergelijkbaar met de voorgaande taak, alleen wordt er nu gebruik gemaakt van bestaande woorden, bijvoorbeeld 'dak' en 'tak'. Voor sommige patiënten is de taak daardoor eenvoudiger.

3. Minimale paren: geschreven woordselectie
Bij deze taak wordt er steeds één woord auditief aangeboden. Het is de bedoeling dat de patiënt de bijbehorende geschreven versie van een schriftelijk aangeboden minimaal paar aanwijst.
De taak kan als alternatief worden afgenomen als iemand bij de tweede taak problemen heeft met het luisteren naar of het onthouden van twee woorden òf met het selecteren van een ja of nee respons.

4. Minimale paren: matchen woord - afbeelding
Bij deze taak moet de patiënt bij een auditief aangeboden woord de bijbehorende afbeelding aanwijzen. Alle woorden bevatten één lettergreep en bestaan uit één morfeem. De patiënt heeft steeds keuze uit drie afbeeldingen (bijvoorbeeld 'kam', 'kan' en 'kar').

5. Auditieve lexicale decisie: voorstelbaarheid & frequentie
Deze taak onderzoekt de invloed van voorstelbaarheid en frequentie op het kunnen beslissen of een auditief aangeboden woord bestaat of niet. De helft van de bestaande woorden is hoog voorstelbaar, bijvoorbeeld 'ziekenhuis', de andere helft is laag voorstelbaar, bijvoorbeeld 'irritatie'. Daarnaast is de helft van de bestaande woorden hoog frequent, bijvoorbeeld 'gat', terwijl de andere helft laag frequent is, bijvoorbeeld 'paraplu'.

6. Auditieve lexicale decisie: morfologie
Deze taak onderzoekt de invloed van de morfologie op het kunnen beslissen of een auditief aangeboden woord bestaat of niet.

7. Herhalen: woordlengte
Deze taak is ontworpen om het effect van de woordlengte, dat wil zeggen het aantal lettergrepen, op het herhalen te onderzoeken.

8. Herhalen en hardop lezen: niet-bestaande woorden
Deze taak is ontwikkeld om de mogelijkheid tot het herhalen van onbekende, maar toch op woorden gelijkende foneemreeksen (bijvoorbeeld 'duter'), te testen.
Met het tweede deel van deze taak kan het hardop lezen van dezelfde niet-bestaande woorden worden getest.

9. Herhalen: voorstelbaarheid & frequentie
Deze taak onderzoekt de invloed van voorstelbaarheid en frequentie op het herhalen van woorden. Er komen in de taak naast bestaande woorden ook niet-bestaande woorden voor. De helft van de bestaande woorden is hoog voorstelbaar, bijvoorbeeld 'ziekenhuis', de andere helft is laag voorstelbaar, bijvoorbeeld 'irritatie'. Daarnaast is de helft van de bestaande woorden hoog frequent, bijvoorbeeld 'gat', terwijl de andere helft laag frequent is, bijvoorbeeld 'paraplu'.

10. Herhalen: grammaticale klasse
In deze taak wordt gekeken naar de invloed van de grammaticale klasse (zelfstandige naamwoorden, bijvoorbeeld 'timmerman', adjectieven, bijvoorbeeld 'romantisch', werkwoorden, bijvoorbeeld 'dreigen' en functiewoorden, bijvoorbeeld 'wellicht') op het herhalen van woorden.

11. Herhalen: morfologie
Deze taak onderzoekt of het herhalen van woorden wordt beïnvloed door de morfologische complexiteit van het woord (regelmatige inflexie, bijvoorbeeld

'hoort', derivationele inflexie, bijvoorbeeld 'bakker' of onregelmatige inflexie, bijvoorbeeld 'viel'). Voor elk doelwoord is een controlewoord gezocht met dezelfde finale fonemen, bijvoorbeeld 'wiel' bij 'viel'.

12. Auditief geheugen voor cijfers

Het doel van deze taak is een beeld te krijgen van het korte termijn geheugen. Dit geheugen is namelijk betrokken bij het begrip van gesproken en geschreven taal en bij de mondelinge taalproduktie. De patiënt wordt gevraagd auditief aangeboden getallenreeksen te herhalen (taak A) of te bepalen of twee auditief aangeboden getallenreeksen gelijk of verschillend zijn (taak B).

13. Rijmbeoordeling: afbeeldingen

Deze taak onderzoekt of een patiënt in staat is te bepalen of de namen van twee afbeeldingen rijmen of niet, bijvoorbeeld 'fee' en 'slee' 'heks' en 'hek'. Voorbeeld overgenomen met toestemming van de uitgever.

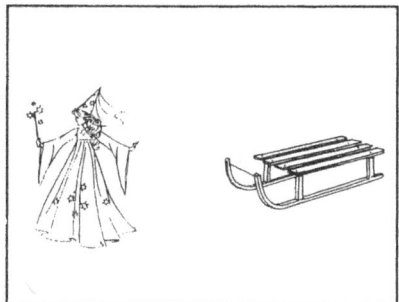
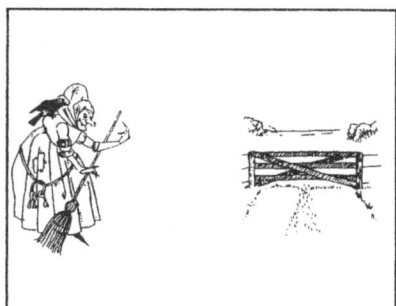

14. Rijmbeoordeling: auditief en visueel

Met deze taak kan worden onderzocht of de patiënt kan bepalen of een auditief/visueel aangeboden woordpaar rijmt of niet. Om de taak goed uit te kunnen voeren moet de patiënt gebruik maken van het korte termijn geheugen, zodat er een segmentatie en vergelijking van de woorden kan plaatsvinden. De taak heeft twee versies. In de eerste versie worden de woordparen auditief aangeboden en in de tweede versie visueel.

15. Fonologische segmentatie van beginklanken
Met deze taak kan worden onderzocht of de patiënt in staat is om het initiële foneem van een auditief aangeboden woord te segmenteren. Hiervoor worden eenlettergrepige bestaande en niet-bestaande woorden aangeboden, bijvoorbeeld 'tas' en 'ran'.

16. Fonologische segmentatie van eindklanken
Met deze taak kan worden onderzocht of de patiënt in staat is om het finale foneem van een auditief aangeboden woord te segmenteren. Hiervoor worden eenlettergrepige bestaande en niet-bestaande woorden aangeboden.

Lezen en schrijven

17. Gespiegelde reversie
Met deze taak wordt onderzocht of de patiënt onderscheid kan maken tussen de correcte en de gespiegelde vorm van grafemen. Wanneer de patiënt deze taak niet goed kan uitvoeren, is het onwaarschijnlijk dat andere testen met geschreven materiaal succesvol worden uitgevoerd.

18. Matchen: hoofdletter - kleine letter
Bij deze taak moet de patiënt de juiste kleine letter selecteren (keuze uit twee) bij de aangeboden hoofdletter.

19. Matchen: kleine letter - hoofdletter
Bij deze taak moet de patiënt de juiste hoofdletter selecteren (keuze uit twee) bij de aangeboden kleine letter. Het voorbeeld is overgenomen met toestemming van de uitgever.

Zet een rondje om de kleine letter die bij de hoofdletter hoort.

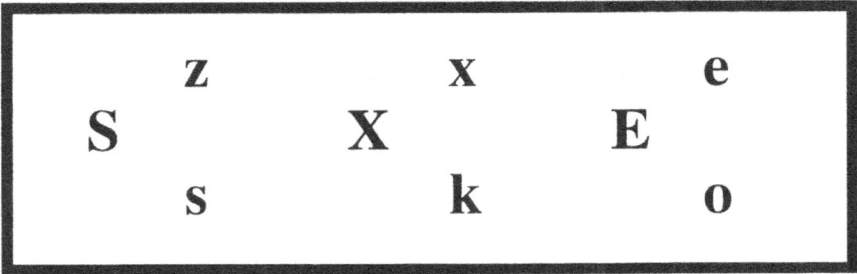

20. Letterdicriminatie in bestaande en niet-bestaande woorden
Met deze taak kan worden onderzocht of de patiënt letterreeksen met elkaar kan matchen. De patiënt moet aangeven of geschreven woorden gelijk of verschillend zijn. Alle woorden bestaan uit vijf grafemen. Gelijke woordparen zijn twee dezelfde woorden, waarvan één in kleine letters en één in hoofdletters is geschreven, bijvoorbeeld 'KRANT' en 'krant'. Verschillende woordparen verschillen slechts één grafeem van elkaar, bijvoorbeeld 'krant' en 'KRANS'.

21. Benoemen van grafemen van fonemen
Bij deze taak moet de patiënt grafemen lezen ('aa', 'bee', 'cee', 'dee') of de fonemen noemen ('a', 'bu', 'du', 'fff', 'ggg'). Zowel voor het hardop lezen van grafemen als voor het noemen van fonemen is er een testonderdeel met hoofdletters en een testonderdeel met kleine letters.

22. Matchen van gesproken en geschreven letters
Bij deze taak moet de patiënt bij een auditief aangeboden foneem ('pu', 'fff') het juiste grafeem ('pee', 'ef') aanwijzen. Hierbij heeft de patiënt steeds keuze uit vier grafemen.

23. Visuele lexicale decisie
In deze taak moeten lexicale decisies worden gemaakt over bestaande en niet-bestaande woorden. De niet-bestaande woorden bestaan uit letterreeksen die niet voorkomen in de nederlandse taal en haast onmogelijk zijn om uit te spreken (bijvoorbeeld 'rceheno'). Er kan een lexicale decisie gemaakt worden op grond van orthotactische (of fonotactische) kenmerken. Het is dus een betrekkelijk eenvoudige taak, zelfs voor patiënten met een ernstige taalverwerkingsstoornis. Deze taak kan daarom ook gebruikt worden om de bedoeling duidelijk te maken van een visuele lexicale-decisietaak.

24. Visuele lexicale decisie: voorstelbaarheid & frequentie
Deze taak onderzoekt de invloed van voorstelbaarheid en frequentie op het kunnen beslissen of een visueel aangeboden woord bestaat of niet. De helft van de bestaande woorden is hoog voorstelbaar, bijvoorbeeld 'ziekenhuis', de andere helft is laag voorstelbaar, bijvoorbeeld 'irritatie'. Daarnaast is de helft van de bestaande woorden hoog frequent, bijvoorbeeld 'gat' terwijl de andere helft laag frequent is, bijvoorbeeld 'paraplu'.

25. Visuele lexicale decisie: morfologie
Deze taak onderzoekt de invloed van de morfologie op het kunnen beslissen of een geschreven woord al dan niet bestaat. Alle woorden van deze taak bevat-

ten een stam en een inflectionele of een derivationele suffix. Voor de helft van de items is de stam-suffix combinatie een bestaand woord (bijvoorbeeld 'rookte' en 'vochtig'). De andere helft van de items zijn niet-bestaande woorden, hoewel zowel de stam als het suffix in het Nederlands voorkomen (bijvoorbeeld 'klimde' en warmzaam').

26. Visuele lexicale decisie: spelling/ klankovereenkomst
Met deze taak wordt onderzocht in hoeverre de overeenkomst tussen spelling en klank een rol speelt bij het beslissen of een grafeemcombinatie een woord is. De helft van bestaande woorden is regelmatig gespeld (bijvoorbeeld 'lus'). De andere helft is onregelmatig gespeld (bijvoorbeeld 'jus'). De niet-bestaande woorden bestaan uit pseudohomofonen (d.w.z. ze zijn homofoon met bestaande woorden, bijvoorbeeld 'bruch') en niet-homofone woorden (bijvoorbeeld 'krots'). Wanneer de visuele lexicale decisie uitsluitend geschiedt op basis van de uitspraak van het woord, zal de patiënt onregelmatig gespelde woorden niet als een bestaand woord herkennen. Pseudohomofonen zullen wel als bestaand worden aangemerkt.

27. Homofoondecisie
Met deze taak wordt onderzocht of een patiënt kan bepalen of twee geschreven (niet-) bestaande woorden homofoon zijn (bijvoorbeeld 'mijt' - 'meid', 'zien' - 'ziek', 'klicht' - 'kligt' en 'klicht' - 'klocht'). Een aantal woorden binnen de homofone woordparen heeft een onregelmatige spelling/ klankovereenkomst (zoals 'race' en 'cheque').

28. Hardop lezen: woordlengte (grafemen)
Deze taak is ontworpen om het effect van het aantal grafemen op het hardop lezen van woorden te onderzoeken. Alle woorden van deze taak bestaan uit één lettergreep, die drie tot zes grafemen bevat, bijvoorbeeld 'dak', 'hand', 'broek' en 'strand'.

29. Hardop lezen: woordlengte (lettergrepen)
Deze taak is ontworpen om het effect van het aantal lettergrepen op het hardop lezen van woorden te onderzoeken. De taak bevat één-, twee- en drielettergrepige woorden die bestaan uit vijf grafemen en vier of vijf fonemen, bijvoorbeeld 'grens', 'hotel' en 'cavia'.

30. Hardop lezen: voorstelbaarheid & frequentie
Deze taak onderzoekt de invloed van voorstelbaarheid en frequentie op het hardop lezen van woorden. De helft van de woorden is hoog voorstelbaar,

bijvoorbeeld 'ziekenhuis', de andere helft is laag voorstelbaar, bijvoorbeeld 'irritatie'. Daarnaast is de helft van de woorden hoog frequent, bijvoorbeeld 'gat' terwijl de andere helft laag frequent is, bijvoorbeeld 'paraplu'.

31. Hardop lezen: grammaticale klasse
Deze taak onderzoekt het effect van de grammaticale woordklasse (zelfstandige naamwoorden, bijvoorbeeld 'timmerman', adjectieven, bijvoorbeeld 'romantisch', werkwoorden, bijvoorbeeld 'dreigen' en functiewoorden, bijvoorbeeld 'wellicht') op het hardop lezen.

32. Hardop lezen: grammaticale klassen & voorstelbaarheid
Deze taak onderzoekt het effect van de grammaticale klasse (zelfstandige naamwoorden, bijvoorbeeld 'democratie' en functiewoorden, bijvoorbeeld 'iedereen') op het hardop lezen.

33. Hardop lezen: morfologie
Deze taak onderzoekt of het hardop lezen wordt beïnvloed door de morfologische complexiteit van woorden. Er zijn woordgroepen met een regelmatige inflexie, bijvoorbeeld 'hoort', met een derivationele inflexie, bijvoorbeeld 'bakker' en met een onregelmatige inflexie, bijvoorbeeld 'viel'. Tevens zijn er fonologische controlewoorden met dezelfde finale fonemen, bijvoorbeeld 'wiel'.

34. Hardop lezen: spelling/ klankovereenkomst
Deze taak onderzoekt in hoeverre het hardop lezen beïnvloed wordt door de overeenkomst tussen spelling en klank. Er worden zelfstandige naamwoorden aangeboden met een regelmatige of onregelmatige spelling/klankovereenkomst, bijvoorbeeld 'toga' (regelmatig) en 'blouse' (onregelmatig).

35. Hardop lezen: niet-bestaande woorden
Deze taak onderzoekt de leesvaardigheid van niet-bestaande woorden. De niet-bestaande woorden zijn eenlettergrepig en variëren in lengte van drie tot zes grafemen, bijvoorbeeld: 'nak', 'hank', 'groek' en 'berfst'.

36. Homofonen: definiëren en hardop lezen
Deze taak onderzoekt de mogelijkheid om de betekenis van een woord vanuit de visuele woordvorm op te roepen. Alle woorden zijn homofoon aan een ander bestaand woord, bijvoorbeeld 'ijs'.

37. Schrijven op dictaat: woordlengte
Deze taak is ontworpen om het effect van het aantal grafemen op het schrijven op dictaat te onderzoeken. Er wordt gebruik gemaakt van woorden die uit één

lettergreep bestaan en variëren van drie tot zes grafemen (bijvoorbeeld: 'dak', 'hand', 'broek' en 'strand').

38 Schrijven op dictaat: voorstelbaarheid & frequentie
Deze taak onderzoekt het effect van voorstelbaarheid en frequentie op het schrijven op dictaat. De helft van de woorden is hoog voorstelbaar, bijvoorbeeld 'kamer', de andere helft is laag voorstelbaar, bijvoorbeeld 'gezag'. Daarnaast is de helft van de woorden hoog frequent, bijvoorbeeld 'hand' terwijl de andere helft laag frequent is, bijvoorbeeld 'dogma'.

39. Schrijven op dictaat: grammaticale klasse
Deze taak onderzoekt het effect van de grammaticale woordklasse op het schrijven op dictaat. Er zijn vier woordklassen: zelfstandige naamwoorden (bijvoorbeeld 'mens'), adjectieven (bijvoorbeeld 'groot'), werkwoorden (bijvoorbeeld 'zien') en functiewoorden (bijvoorbeeld 'heen').

40. Schrijven op dictaat: grammaticale klasse & voorstelbaarheid
Deze taak onderzoekt het effect van de grammaticale woordklasse op het schrijven op dictaat. Er zijn twee woordklassen: zelfstandige naamwoorden, bijvoorbeeld 'taak' en functiewoorden, bijvoorbeeld 'waar'.

41. Schrijven op dictaat: morfologie
Deze taak onderzoekt of het schrijven op dictaat wordt beïnvloed door de morfologische complexiteit van woorden. Er zijn woordgroepen met een regelmatige inflexie, bijvoorbeeld 'hoort', met een derivationele inflexie, bijvoorbeeld 'bakker' of een onregelmatige inflexie, bijvoorbeeld 'viel'. Bij iedere woordgroep is een bijpassend fonologisch controlewoord gezocht met dezelfde finale fonemen, bijvoorbeeld 'wiel' bij 'viel'.

42. Schrijven op dictaat: klank/ spellingovereenkomst
Deze taak onderzoekt in hoeverre het schrijven op dictaat beïnvloed wordt door de overeenkomst tussen spelling en klank. Er worden zelfstandige naamwoorden aangeboden met een regelmatige of onregelmatige spelling/ klankovereenkomst, bijvoorbeeld 'toga' (regelmatig) en 'blouse' (onregelmatig).

43. Schrijven op dictaat: niet-bestaande woorden
Deze taak onderzoekt het schrijven van niet-bestaande woorden. De niet-bestaande woorden zijn eenlettergrepig en variëren in lengte van drie tot zes grafemen, 'nak', 'hank', 'groek' en 'berfst'.

44. Schrijven op dictaat: homofonen

Deze taak onderzoekt het schrijven op dictaat van homofonen (bijvoorbeeld 'ijs' en 'eis'). In de taak wordt steeds een woord aangeboden gevolgd door een korte definitie. Op grond daarvan moet de patiënt de spelling van het woord bepalen.

Semantiek van afbeeldingen en woorden

45. Woordbegrip: matchen gesproken woord - afbeelding

Met deze taak wordt het auditief woordbegrip onderzocht. Bij een auditief aangeboden woord (bijvoorbeeld 'wortel') moet de patiënt één van de vijf afbeeldingen selecteren. De vier overige afbeeldingen bestaan uit een semantische afleider uit dezelfde superordinate categorie ('kool'), een semantische afleider die minder verwant is (citroen'), een visueel verwante afleider ('zaag') en een ongerelateerde afleider ('beitel').

46. Woordbegrip: matchen geschreven woord - afbeelding

Met deze taak wordt het schriftelijk woordbegrip onderzocht. Bij een visueel aangeboden woord -in dit voorbeeld 'spinneweb'- moet de patiënt één uit vijf afbeeldingen selecteren. De vier overige afbeeldingen bestaan uit een semantische afleider 'spin', een semantische afleider die minder verwant is 'kever', een visueel verwante afleider 'wiel' en een ongerelateerde afleider 'kar'. Het voorbeeld is overgenomen met toestemming van de uitgever.

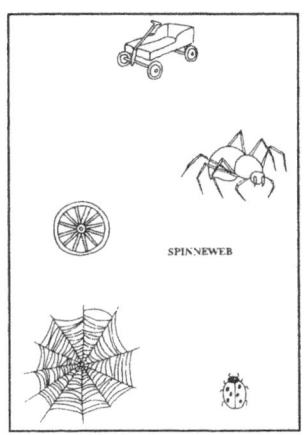

47. Synoniembeoordeling (auditief)
Met deze taak wordt onderzocht of de patiënt kan beoordelen of twee auditief aangeboden woorden semantisch verwant zijn. De helft van de woordparen is hoog voorstelbaar, bijvoorbeeld 'jas' - 'mantel', de andere helft is laag voorstelbaar, bijvoorbeeld 'leugen' - 'onwaarheid'. Daarnaast is de helft van de paren hoog frequent, bijvoorbeeld 'idee' - 'gevecht' en de andere helft laag frequent, 'penseel' - 'gazon'.

48. Synoniembeoordeling (visueel)
Met deze taak wordt onderzocht of de patiënt kan beoordelen of twee schriftelijk aangeboden woorden semantisch verwant zijn. De helft van de woordparen is hoog voorstelbaar, bijvoorbeeld 'jas' - 'mantel', de andere helft is laag voorstelbaar, bijvoorbeeld 'leugen - 'onwaarheid'. Daarnaast is de helft van de paren hoog frequent, bijvoorbeeld 'idee' - 'gevecht' en de andere helft laag frequent, bijvoorbeeld 'penseel' - 'gazon'.

49. Semantische woordassociatie
Met deze taak wordt onderzocht of een patiënt een geschreven woord kan selecteren dat semantisch gezien het meest gerelateerd is aan een geschreven stimuluswoord (bijvoorbeeld 'trein'). De patiënt heeft keuze uit vier woorden, waarvan één correct is ('bus'), één licht semantisch gerelateerd is ('fiets') en twee semantisch ongerelateerd zijn ('pijp' en 'sigaar'). In het eerste gedeelte van de taak zijn de stimuluswoorden hoog voorstelbaar (bijvoorbeeld 'trein'), in het tweede gedeelte laag voorstelbaar (bijvoorbeeld 'contract'). Onderstaand voorbeeld is overgenomen met toestemming van de uitgever.

Welk woord past het beste bij het **onderstreepte** woord?

contract	oordeel	afspraak	verdrag	mening
fraude	leugen	bedrog	sein	signaal
aanwijzing	hint	fabel	code	sprookje
thema	cultuur	tekst	kunst	onderwerp

50. Matchen: gesproken woord - geschreven woord
Met deze taak wordt onderzocht of de patiënt een auditief aangeboden woord en een geschreven woord kan matchen. In het eerste onderdeel moet de patiënt de correcte respons selecteren uit het geschreven doelwoord (bijvoorbeeld 'wang'), een synoniem ('koon'), een semantisch verwant woord ('neus') en een ongerelateerd woord ('nor'). In het tweede onderdeel zijn de drie afleiders niet semantisch verwant aan het doelwoord, maar vertonen ze grafemische overeenkomsten met het doelwoord, bijvoorbeeld 'wand', 'tang' en 'wilg' bij 'wang'.

51. Mondeling benoemen, herhalen, hardop lezen, schriftelijk benoemen & schrijven op dictaat
De verschillende onderdelen van deze taak bieden de mogelijkheid om de mondelinge benoemvaardigheid te vergelijken met andere outputvaardigheden. Bij ieder onderdeel worden namelijk dezelfde items gebruikt. Het is belangrijk om bij iedere taak een foutenanalyse te maken, zodat een vergelijking van de soorten fouten in de verschillende taken mogelijk is.

52. Mondeling benoemen: frequentie
Met deze taak kan het effect van woordfrequentie op het mondeling benoemen van afbeeldingen worden onderzocht. Er wordt gebruik gemaakt van drie woordgroepen: hoogfrequente woorden (bijvoorbeeld 'tafel'), middelfrequente woorden (bijvoorbeeld 'tand') en laagfrequente woorden (bijvoorbeeld 'kanon').

Test for Reception of Grammar (TROG) (Bishop, 1983). Deze test is oorspronkelijk ontwikkeld voor kinderen en onderzoekt het begrijpen van eenvoudige en complexe grammaticale constructies. Problemen met specifieke grammaticale structuren kunnen met deze test worden opgespoord. Er is geen genormeerde Nederlandse vertaling van de oorspronkelijk Engelstalige test. De test bestaat uit 80 zinnen, die auditief worden aangeboden. De patiënt moet daarbij steeds uit vier afbeeldingen de juiste kiezen.

Saffran e.a. (1989) (zie bijlage 1) hebben een systematische analysemethode ontwikkeld voor de spontane taal. Deze analyse levert een kwantitatieve beoordeling op van de morfologische en structurele kenmerken van de taalproduktie van een afasiepatiënt. De methode is in eerste instantie ontwikkeld om verschillen tussen twee typen agrammatische patiënten te verhelderen. Vooralsnog werden deze verschillen alleen kwalitatief besproken. De methode kan ook worden gebruikt om vooruitgang in de spontane taal van een patiënt na een bepaalde therapie te meten (zie bijvoorbeeld Van de Sandt-Koenderman & Bonta, in druk). Voor de analyse kan het spontane-taalsample van de AAT worden gebruikt. Er wordt een aantal uitingen als basis genomen. Per uiting wordt elk type woord geteld. Daarnaast worden de uitingen geanalyseerd op morfologische en syntactische complexiteit. Van deze analysemethode zijn beperkte normen beschikbaar voor het Nederlands (Bastiaanse, 1993).

Vermeulen & Bastiaanse (1984) (zie bijlage 2) hebben eveneens een kwantitatieve analysemethode opgezet, die bestaat uit zeventien spontane-taalmaten om de gesproken produktie van afasiepatiënten te analyseren. Voor deze analyse kan, evenals bij de methode van Saffran e.a., het spontane-taalsample van de AAT worden gebruikt. Het verschil met de methode van Saffran e.a. is dat de morfologische aspecten niet geanalyseerd worden, maar dat naast de syntactische, ook de lexicale, fonologische en articulatorische aspecten geanalyseerd worden. Er zijn normen beschikbaar voor Nederlandstalige, gezonde taalgebruikers.

Algemene therapeutische benaderingswijzen

In de loop der jaren zijn er therapieën ontwikkeld, die gebaseerd zijn op verschillende theorieën over afasie en de behandeling ervan. De twee belangrijkste theoretische achtergronden van therapie bij afatische stoornissen kunnen worden gekenmerkt als:
1. Restauratie (reactivatie en reorganisatie),
2. Compensatie.
De betreffende theorieën zullen worden toegelicht. Na deze toelichting zullen we de therapeutische benaderingswijzen beschrijven, die op deze theorieën gebaseerd zijn.

Restauratie
1. Reactivatie
Afasie ontstaat volgens deze opvatting niet door het verlies van het taalvermogen, maar is het gevolg van een (tijdelijk) gestoorde toegang tot de opgeslagen taal. Er wordt vanuit gegaan dat het aanbieden van verbale en nonverbale cues de toegang tot de taal faciliteert (Visch-Brink, 1989). Men verwacht dat het oorspronkelijke gedrag weer te herstellen is door herstel van fysiologische processen. Reactivatie is het meest plausibel bij taalaspecten die breed gerepresenteerd zijn in de hersenen. Zelfs bij een grote beschadiging blijft er dan nog genoeg neuraal weefsel gespaard om te zorgen voor herstel van de oorspronkelijke functies (Lesser & Milroy, 1993). Therapie die reactivatie als doel heeft is volgens onze opvatting alleen zinvol in de acute fase van de afasie, omdat in deze fase herstel van fysiologische processen plaatsvindt (Rothi, 1992). Bij een afasie die langer bestaat dan zes maanden kan de therapie beter gericht worden op reorganisatie of compensatie van de oorspronkelijke functies, omdat fysiologisch herstel veel minder waarschijnlijk is.
Een therapeutische benaderingswijze die uitgaat van de reactivatietheorie is *de algemene stimulatiemethode*. De basisprincipes van deze methode werden door Schuell (1974) ontwikkeld. De methode wordt individueel aangepast aan de ernst van de afasie. Naast het systematisch herhalen als spil van de methode, wordt het gecombineerd aanbieden van stimuli als basistechniek toegepast. Er wordt zowel verbaal als nonverbaal materiaal gebruikt, dat aangepast wordt aan de interesses van de patiënt, zodat een maximale respons kan worden uitgelokt.
Enkele belangrijke therapeutische principes zijn:
- bied stimuli aan via zoveel mogelijk zintuiglijke modaliteiten (met name auditief, maar ook visueel en tactiel);
- gebruik adequate stimuli, dat wil zeggen: spreek langzaam, gebruik korte, veel gebruikte woorden en maak korte zinnen;
- iedere stimulus moet een reactie uitlokken;
- stimuli kunnen meerdere keren herhaald worden;
- corrigeer zo min mogelijk, maar stimuleer en beloon goede reacties.

Tot halverwege de jaren zeventig was de algemene stimulatietherapie de enige vorm van therapie die werd toegepast. Deze therapiemethode is weinig systematisch en er wordt geen rekening gehouden met de aard van de afasie. Het effect van de algemene stimulatietherapie is ook nooit wetenschappelijk aangetoond (Prins, 1987). Naast de algemene stimulatietherapie kunnen verschillende stimulatietechnieken onderverdeeld worden in:

a. Stimulerende hulptechnieken:
Afhankelijk van de aard en de ernst van de afasie kunnen verschillende hulptechnieken (cues) worden aangeboden. Voorbeelden hiervan zijn aanvulzinnen of fonematische cues bij woordvindingsproblemen. Aangezien de reacties bij een dergelijke facilitatie min of meer automatisch volgen, is het de vraag of het betreffende taalelement ook in andere situaties gereproduceerd kan worden en hoe lang het effect blijft bestaan (Lesser & Milroy, 1993).

b. Stimulatie van communicatieve strategieën:
Totale Communicatie is hier een vorm van. De term 'Totale Communicatie' komt oorspronkelijk uit het dovenonderwijs (Stichting Nederlandse Dovenraad, 1981). Deze benaderingswijze streeft naar optimale communicatie. De patiënt en zijn omgeving leren om naast de mondelinge communicatie ook te communiceren met behulp van andere taalmodaliteiten en non-verbale ondersteuning. De therapie bevat vier categorieën oefeningen:
De eerste categorie bevat nonverbale oefeningen, zoals het leren begrijpen van de symboolwaarde van een afbeelding, het oefenen van het aangeven van grootte, het maken van gebaren, het oefenen met tekenen en het oefenen met het Taalzakboek (Van Haaften-van Bekkum e.a., 1981).
De tweede categorie bestaat uit oefeningen met woorden, waarbij het activeren van de betekenis centraal staat. De patiënt moet bijvoorbeeld bij het benoemen van een woord zoveel mogelijk informatie geven, door het maken van een bijpassend gebaar of door iets te zeggen over de betekenis. Het doel hiervan is tweeledig:
1. de omgeving kan de gegevens combineren en daardoor misschien opmaken wat de boodschap is;
2. er ontstaat mogelijk alsnog een activatie van de woordvorm, zodat de patiënt het woord kan zeggen.

De derde categorie bestaat uit oefeningen met zinnen. De patiënt leert hierbij onder andere betekenissen van afzonderlijk woorden te combineren tot een

nieuwe betekenis van een woordgroep. Daarnaast bevat deze categorie oefeningen voor de formulering van zinnen.
De laatste categorie bevat communicatie-oefeningen. Bij deze oefeningen leert de patiënt naar aanleiding van een onderwerp zelfstandig de communicatiemiddelen te gebruiken en vragen van de omgeving te beoordelen en te beantwoorden.
Een therapeutische methode die bij de Totale Communicatie-therapie kan worden gebruikt is Promoting Aphasics Communicative Effectiveness (PACE) van Davis & Wilcox (1981). Deze methode heeft eveneens als doel de verbale en nonverbale communicatiemogelijkheden te verbreden, waarbij getracht wordt de interactie tussen therapeut en patiënt als een natuurlijke conversatie te structureren.
PACE is naar onze mening niet zozeer een therapieprogramma op zich, maar meer een methode om aspecten uit allerlei voorgaande therapieën toe te passen in de communicatie (Blauw-van Mourik & Koning-Haanstra, 1988). In combinatie met linguïstische therapie zijn goede resultaten geboekt (Springer, Willmes & Haag, 1993).

c. Stimulatie van cognitieve processen door bijvoorbeeld denkgerichte therapie: Men stelt dat spreken en denken elkaar wederzijds beïnvloeden. Als de patiënt geen baat heeft bij een taalgerichte therapie, zal de therapie gericht moeten zijn op het faciliteren van denkprocessen. Toename van de corticale activiteit door het oplossen van problemen, leren en denken zou de basis zijn voor het herstel van afasie door deze manier van stimulatie (Lesser & Milroy, 1993).

d. Reactivatie door middel van farmacologische behandelingen (Lesser & Milroy, 1993). Het effect van deze manier van therapie wordt nog onderzocht. De onderzoekers suggereren dat bepaalde medicijnen de subcorticale activiteit stimuleren, waardoor de gevolgen van de afasie worden beperkt.

In het boek 'Taaloefeningen voor afasiepatiënten' (Bernaerts, De Hert, Jansen, Löfgren en Roefs, 1994) zijn gestructureerde oefeningen verzameld voor gerichte stimulatie van auditief begrip en verbale expressie. De oefeningen starten op eenvoudig woordniveau en eindigen op tekstniveau. Tevens is er een hiërarchische opbouw in complexiteit van de oefeningen. Bij elke oefening

wordt het benodigde materiaal, de werkwijze en de instructie duidelijk aangegeven, maar de therapeut is vrij allerlei auditieve en visuele cues in te bouwen en de werkwijze aan te passen aan de individuele patiënt.
Ook bij behandelmethoden die aansluiten op taalverwerkingstheorieën kan de therapie gericht zijn op het herstel van de taalverwerking door middel van reactivatie.
'Algemene' stimulatie van de taal heeft naar onze mening geen linguïstische basis. Bij linguïstische behandelmethoden zal de stimulatie altijd gericht zijn op een bepaalde onderliggende stoornis. Het vermoeden kan bestaan dat een taalverwerkingsniveau geblokkeerd of moeilijk toegankelijk is. Door de therapie kan het gehele niveau gereactiveerd worden, maar de reactivatie kan zich ook beperken tot de getrainde items.

2. Reorganisatie
Het uitgangspunt van deze benadering is dat afasie een verlies is van de kennis van taal en dat taal, of aspecten daarvan, opnieuw moeten worden aangeleerd. De taalfuncties moeten worden overgenomen door delen die voorafgaand aan de beschadiging niet actief bij taal waren betrokken. De herstelde functie zal dientengevolge niet geheel identiek zijn aan de functie die verloren is gegaan. Bij het leerproces kunnen de principes van de behavioristische leertheorie worden gehanteerd.
Een methode die hierop gebaseerd is, is taaltherapie in de vorm van geprogrammeerde instructie. De stimuluscontrole en de hiërarchische opbouw van de stappen in het leerproces zijn van centrale betekenis binnen deze methode. Hierbij gaat men ervan uit dat er een objectieve hiërarchie in de problemen met taal bestaat. Het materiaal ligt voor een deel vast en kan voor meerdere patiënten met eenzelfde stoornis gebruikt worden. Aanpassingen en uitbreidingen voor de individuele patiënt zijn soms gewenst (Blauw-van Mourik & Koning-Haanstra, 1988).
Het Auditief Taalbegripsprogramma (Bastiaanse e.a., 1986; 1989) is een Nederlands therapieprogramma op woordniveau, dat uitgaat van de principes van geprogrammeerde instructie. Het programma bestaat uit drie delen: een fonologisch deel, een semantisch deel en een complement. Elk item bestaat uit een doelwoord en drie afleiders. Het doelwoord wordt auditief aangeboden aan de patiënt, die uit vier afbeeldingen de juiste moet aanwijzen. Het aantal

gerelateerde afleiders wordt in blokken geleidelijk opgebouwd: eerst heeft geen enkele afleider een overeenkomst met het doelwoord. In het laatste blok zijn alle afleiders gerelateerd aan het doelwoord. In de verschillende delen zijn er verschillende soorten overeenkomsten: in het fonologische deel is er een overeenkomst in klank tussen het doelwoord en de afleiders, in het semantische deel een overeenkomst in betekenis. In het complement is er een combinatie van fonologische en semantische overeenkomsten of een lexicaal-morfologische overeenkomst.

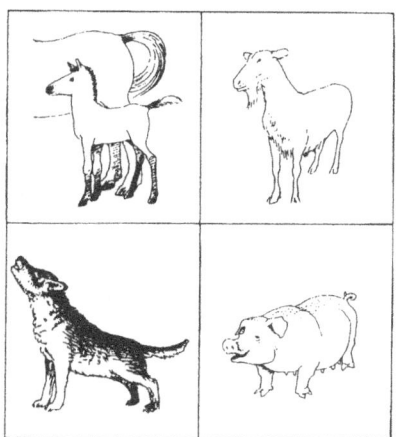 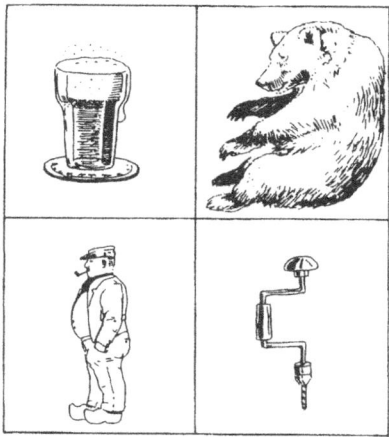

Twee voorbeelden van het *auditief taalbegripsprogramma*. Links een voorbeeld van semantische verwantschap, rechts van fonologische verwantschap (overgenomen met toestemming van de auteurs).

Ook de Klankentherapie (Braam-Voeten & Blaauw-Baerends, 1979) is een therapieprogramma volgens geprogrammeerde instructie. Het doel van deze therapie is het ondersteunen van het discriminatieproces in de coderingsfase bij patiënten met fonematische parafasieën. De patiënt moet stapsgewijs leren een klank te imiteren, te onderscheiden, te analyseren binnen een woord en te produceren. Het programma is daarom gesplitst in vier delen. De oefeningen zijn oplopend in moeilijkheidsgraad over de verschillende delen, maar ook binnen één deel worden de opdrachten steeds complexer. Therapieprogramma's die gebaseerd zijn op de principes van reorganisatie, maar niet uitgaan van geprogrammeerde instructie, zijn Multicue, Logotherapia en de Neurolinguïstische Afasietherapie.

Multicue (Van de Sandt-Koenderman, 1993) is een computerprogramma voor de behandeling van woordvindingsproblemen bij afasiepatiënten, die in staat zijn de geschreven informatie te begrijpen. Er worden afbeeldingen getoond die de patiënt moet benoemen. Als de patiënt het woord niet weet, heeft hij een aantal keuzemogelijkheden. Hij kan bijvoorbeeld informatie opvragen over de woordbetekenis of de woordvorm. Daarnaast is het opvragen van een aanvulzin mogelijk. Als de patiënt het woord denkt te weten kan hij het intypen en vervolgens vergelijken met mogelijke doelwoorden. Het doel van het programma is het woordvindingsproces te beïnvloeden door de patiënt de werking van verschillende cues te laten ervaren. Uiteindelijk kan hij dan leren gebruik te maken van effectief gebleken strategieën. Het voorbeeld is overgenomen met toestemming van de auteur.

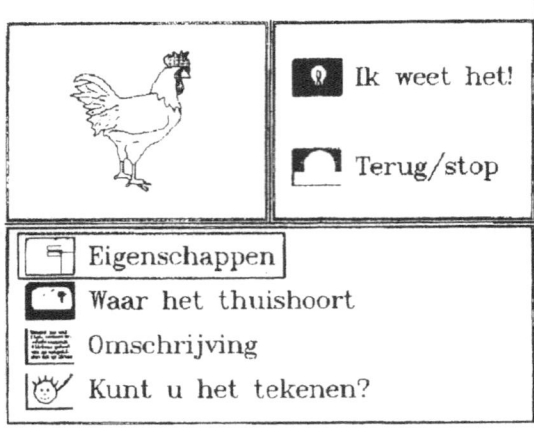

Ook Logotherapia (Bonta & Sistermans-Theunisse, 1993) is een oefenprogramma gebaseerd op reorganisatie van delen van de taal. De oefeningen zijn gericht op taalbegrip, woordvinding, woordvorming, woordvorm, zinsbouw en tekstopbouw. Er wordt uitgegaan van symptomen. Omdat iedere patiënt een individuele combinatie van verschillende symptomen vertoont, moet de therapeut die oefeningen uitkiezen, die de betreffende symptomen behandelen. Doel van een specifieke oefening is het uitbouwen en verruimen van de resterende communicatiemogelijkheden, zodat de patiënt in een alledaagse gesprekssituatie er beter over kan beschikken en ze doelmatiger bij de communicatie kan toepassen. Het oefenprogramma biedt de mogelijkheid een goed opgebouwde therapie te realiseren, waarvoor ondersteuning van de oefeningen door afbeeldingen, relatieve eenvoud en een oplopende moeilijkheidsgraad het raamwerk vormen.

De Neurolinguïstische Afasietherapie (Weber & Oskamp, 1995) bestaat uit oefenbladen en een handleiding en is bestemd voor patiënten met lexicaal-semantische stoornissen. Er wordt van uitgegaan dat tussen individuele concepten betekenisrelaties van verschillende aard bestaan. Bij deze relaties kan men onderscheid maken tussen classificerende, niet-classificerende en propositionele relaties. De oefenbladen zijn in 12 hoofdstukken verdeeld. Elk hoofdstuk behandelt een belangrijke lexicale of semantische subrelatie en bevat opdrachten van verschillende moeilijkheidsgraad en in verschillende opdrachtvarianten op woord- en zinsniveau.

Een tweede vorm van reorganisatie maakt gebruik van *facilitatie door de rechter hemisfeer* van taalfuncties die voorafgaand aan de stoornis werden gedomineerd door de linker hemisfeer. Een voorbeeld van een therapie, gericht op stimulatie van de rechter hemisfeer is de Melodic Intonation Therapy (MIT). Deze therapie maakt gebruik van het vermogen van patiënten om de zinsmelodie goed over te nemen. Korte zinnen worden met een versterkte melodie en accenten aangeboden, terwijl het ritme, hand in hand met de therapeut, geklopt wordt. De toegang tot de taal wordt zo vergemakkelijkt en de patiënt wordt in staat gesteld korte zinnen te spreken. Tijdens de oefengang wordt de inbreng van de therapeut en de ondersteuning van de melodie steeds minder. Van der Lugt-van Wiechen & Verschoor (1988) hebben dit therapieprogramma voor het Nederlands bewerkt.

Ook de Visual Action Therapy (VAT) is een voorbeeld van de tweede vorm van reorganisatie. Dit therapieprogramma bestaat uit verschillende, in moeilijkheid oplopende, stappen. Het oefenprogramma wordt nonverbaal aangeboden. Het begrijpen en gebruik maken van functionele gebaren wordt getraind om

met behulp van gebaren gespreksonderwerpen kenbaar te kunnen maken (Blauw-van Mourik & Koning-Haanstra, 1988; Groet, 1989).
Een derde benaderingswijze, die gebaseerd is op het reorganisatieprincipe, wordt *functionele reorganisatie* genoemd. Deze therapeutische benaderingswijze kan worden opgevat als een mengvorm van stimulatie en geprogrammeerde instructie: intensieve stimulatie met inschakeling van verschillende zintuigen en taalmodaliteiten in een expliciete gedetailleerde opbouw van oefeningen. De therapeut moet bij elke individuele patiënt nauwkeurig bepalen welk deel van het aangetaste systeem minder goed functioneert en een strategie ontwikkelen waarmee het doel alsnog wordt bereikt. In de eerste fase van de therapie worden externe hulpmiddelen gebruikt. Geleidelijk wordt de strategie door de patiënt steeds meer verinnerlijkt, tot hij de externe hulp volledig missen kan.

De belangrijkste principes zijn:
- functionele reorganisatie kan plaatsvinden door gebruik te maken van nog intacte schakels, die tevoren niet (direct) bij de desbetreffende functie betrokken waren;
- de patiënt wordt continue feedback gegeven;
- verbale activiteiten waarmee de patiënt moeite heeft, kunnen vereenvoudigd worden door ze in te passen in min of meer automatische handelingen.

Een voorbeeld van een therapieprogramma dat op deze benaderingswijze gebaseerd is, is het Visual Cue Programma (VCP, Van de Sandt, 1986).

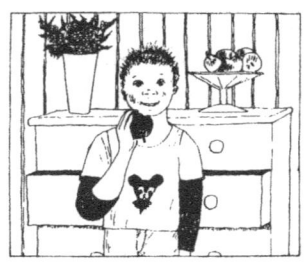

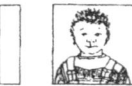 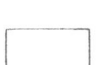

Bij deze methode wordt een zin voorgesteld door een situatieplaat. De bijbehorende zin wordt schematisch voorgesteld door een aantal eenvoudige figuren. Deze figuren hebben een vaste vorm, die betrekking hebben op de functie van het woord in de zin. De zelfstandige naamwoorden worden door een afbeelding weergegeven. Het doel van deze therapie is de patiënt door middel van visuele weergave bewust te maken van het interne schema van een zin en hem houvast te geven bij het uiten in zinnen. Het voorbeeld is overgenomen met toestemming van de auteur.

Succes met dit soort programma's is meermalen aangetoond (Lesser & Milroy, 1993). Maar als de vooruitgang alleen te zien is bij het geoefende type woorden en zinnen en van generalisatie geen sprake is, kan niet van reorganisatie gesproken worden.

Behandelmethoden die gebaseerd zijn op taalverwerkingstheorieën kunnen ook gericht zijn op reorganisatie van een deel van de taalverwerking. In de therapie wordt een strategie aangeleerd die het aangedane verwerkingsniveau faciliteert. Als deze strategie vervolgens verinnerlijkt en generaliseert, kan er van reorganisatie gesproken worden.

Compensatie

De compensatietheorie zegt dat de taalmogelijkheden niet in hun oorspronkelijke vorm kunnen herstellen, maar dat alternatieve middelen gevonden kunnen worden om een communicatief doel te bereiken. Hierbij moet gebruik gemaakt worden van intacte verwerkingsstructuren. Er zijn drie therapeutische benaderingswijzen, die gebaseerd zijn op deze theoretische achtergrond.

Ten eerste is dat de *cognitive-relay compensatie*. Een voorbeeld daarvan is het opnieuw leren lezen (bij alexie zonder agrafie) door gebruik te maken van de gedachte aan de schrijfbeweging tijdens het lezen of gebruik te maken van een gebarencode.

Een tweede voorbeeld is het leren van strategieën om woorden en zinnen te helpen herinneren door het gebruik maken van visuele inbeeldtechnieken of het leren produceren van zinnen door zinsdelen van kleurcodes te voorzien.

Een tweede therapeutische benadering is *compensatie door externe hulpmiddelen*. Voorbeelden hiervan zijn onder andere het Taalzakboek en het Gespreksboek. Ook computers kunnen als extern hulpmiddel gebruikt worden.

Als laatste benaderingswijze kan het gebruik van *functionele communicatiestrategieën* genoemd worden. Hiermee worden pragmatische strategieën bedoeld om communicatie te bereiken. Voorbeelden hiervan zijn: wijzen, mime, gebaren en het functioneel gebruik maken van stereotypische uitdrukkingen.

Compensatie wordt meestal toegepast als reactivatie of reorganisatie niet mogelijk is of als aanvulling op deze benaderingswijzen. Effecten van therapieën die gebaseerd zijn op compensatie zijn moeilijk meetbaar, maar vaak duidelijk merkbaar in de functionele communicatie.

Bij verwerkingsgerichte behandelmethoden is er sprake van compensatie wanneer in de therapie geleerd wordt het aangedane taalverwerkingsniveau te omzeilen door bewust gebruik te maken van een andere route (bijvoorbeeld het gebruik maken van de sublexicale route bij het lezen bij een stoornis in de lexicale route).

Hoofdstuk 5

Testmateriaal en therapie gebaseerd op het taalverwerkingsmodel

In dit hoofdstuk geven we aan de hand van het model uit hoofdstuk 2 aan welk testmateriaal gebruikt kan worden om te onderzoeken of er sprake is van een stoornis op een bepaald taalverwerkingsniveau en welke experimentele linguïstische therapieën er beschreven zijn voor dat stoornisniveau. Er wordt zoveel mogelijk uitgegaan van selectieve stoornissen. Dit is niet altijd mogelijk, omdat stoornissen op sommige niveaus alleen tot uiting komen als andere niveaus ook gestoord zijn. Een stoornis in de sublexicale route van de fonologische decodeerder naar de fonologische codeerder komt bijvoorbeeld alleen tot uiting als de lexicale routes mede gestoord zijn. Pas dan valt deze stoornis op, omdat het herhalen helemaal niet mogelijk is.

De opbouw is als volgt: per stoornisniveau wordt vermeld wat er tijdens het uitwerken van de resultaten van de AAT naar voren komt. Vervolgens worden er puntsgewijs linguïstische tests genoemd waarmee het betreffende stoornisniveau nader onderzocht kan worden. Eerst worden de tests genoemd die niet of slecht uitgevoerd kunnen worden bij een stoornis op een bepaald niveau. Om de stoornis te onderscheiden van stoornissen op andere niveaus worden daarna tests genoemd die wel goed uitgevoerd kunnen worden.

Voor zover dat mogelijk is verwijzen we vervolgens naar therapiestudies. We vermelden steeds om welke therapie het gaat en bij welke patiënten de therapie is toegepast. We zullen globaal de therapie beschrijven en zoveel mogelijk aangeven wat de intensiteit van de therapie is geweest bij de besproken casus(sen). Vervolgens zullen we in het kort het effect bespreken bij deze casussen, waarbij we letten op generalisatie naar andere items, taken of

modaliteiten. Hoewel naar de effecten van therapieën die gebaseerd zijn op taalverwerkingstheorieën veel onderzoek wordt gedaan, is er nog niet op elk stoornisniveau een therapie beschreven waarbij effect wetenschappelijk is aangetoond.
Na de experimentele therapieprogramma's zullen we aangeven in hoeverre de bestaande therapieprogramma's, die we beschreven hebben in hoofdstuk 4, een plaats kunnen krijgen in een op taalverwerkingstheorieën gebaseerde therapie.

Tests voor centrale niveaus

Als een afasiepatiënt slecht scoort op het onderdeel taalbegrip en als bij de spontane taal van de AAT blijkt dat de inhoud van de taalproduktie erger is aangedaan dan de vorm (dus als dingen in grammaticaal juiste zinnen gezegd worden die niet in overeenstemming zijn met de algemene kennis die men heeft over de wereld) dan kan de onderliggende stoornis in *de conceptualisator* zitten. Met het nonverbale gedeelte van de semantische associatietest (zie Visch-Brink & Denes, 1993) kan dit verder onderzocht worden. Als op deze test een slechte score wordt behaald, is dit aanleiding tot verder neuropsychologisch onderzoek naar visuele perceptie, aandachtsspan, cognitieve functies en dergelijke.

Wanneer bij de AAT blijkt dat er semantische fouten optreden in de spontane taal, het taalbegrip (zowel auditief als visueel) en het benoemen, dan bestaat de mogelijkheid dat de stoornis in *het lemmagedeelte* zit.

Het auditief en visueel woordbegrip kan verder onderzocht worden met PALPA 45 t/m 49. Als de lemma's gestoord zijn zullen er vanzelfsprekend semantische fouten worden gemaakt in de benoemtaken (PALPA 51 en 52). Daarentegen zal het begrip van concepten (Pyramids-and-Palmtrees, Howard & Patterson, 1992) goed zijn. Ook de auditieve lexicale decisie (PALPA 5 en 6) en de visuele lexicale decisie (PALPA 23 t/m 25) kunnen goed worden uitgevoerd.

Bij het herhalen, het hardop lezen en het schrijven op dictaat kan een voorstelbaarheidseffect optreden, maar dit hoeft niet tot uiting te komen omdat hiervoor ook andere routes gebruikt kunnen worden. Deze aspecten kunnen respectievelijk onderzocht worden met PALPA 9, PALPA 30 en PALPA 38.

Therapieën voor centrale niveaus

De conceptualisator
Bij een gestoorde conceptualisator is er geen sprake van afasie. Voor stoornissen in dit prelinguïstische stadium, waarbij alleen de symboolfunctie gestoord is, kan van de bestaande therapieën de VAT worden toegepast om de verwijsfunctie van symbolen te herstellen. Bastiaanse, Nijboer & Taconis (1993) vermelden op dit gebied succes met deze therapie. Behalve de VAT kan de symboolfunctie ook getraind worden met oefeningen uit de eerste categorie van de Totale-Communicatietherapie.

Het lemmagedeelte
De therapie die in het artikel van Byng, Kay, Edmundson & Scott (1990) wordt besproken is bedoeld voor stoornissen bij het oproepen van specifieke informatie over de betekenissen van afbeeldingen en woorden. De bedoeling van de therapie is de semantische verwerking te vergemakkelijken. Er wordt geoefend met begripstaken, zoals categoriseertaken en woordafbeelding-matchingtaken, waarbij verondersteld wordt dat er generalisatie optreedt naar de produktie. Gedurende de therapie wordt de semantische informatie die opgeroepen moet worden om de taken goed uit te voeren, steeds meer en steeds specifieker.
Bij patiënt A.B., beschreven door Scott (1987), was er na de therapie sprake van generalisatie naar ongetrainde items en bestond er een significante vooruitgang in het benoemen.

Nettleton & Lesser (1991) bespreken ondermeer een therapie voor semantische benoemstoornissen. In hun artikel worden twee patiënten met een stoornis in het lemmagedeelte behandeld met een semantische therapie, evenals twee patiënten met een stoornis in de fonologische codeerder (wat volgens de theorie een verkeerde toepassing is).
De semantische therapie (eerder beschreven door Howard, Patterson, Franklin, Orchard-Lisle, & Morton, 1985) bestaat uit de drie onderdelen. Bij het eerste onderdeel moeten woorden en afbeeldingen gematcht worden: de patiënt krijgt vier afbeeldingen aangeboden en wordt gevraagd een passende

afbeelding aan te wijzen bij een auditief aangeboden woord, een auditief aangeboden beschrijving en een geschreven woord. Hierbij wordt in de loop van de therapie de semantische gerelateerdheid tussen de afbeeldingen hoger. Bij het tweede onderdeel moet de patiënt middels ja/nee beoordelingen aangeven of bepaalde informatie betrekking heeft op de afbeelding. Het laatste therapie-onderdeel bestaat uit een categoriseertaak, waarbij de patiënt afbeeldingen moet sorteren onder verschillende categorieën.

Na twee maanden therapie boekte één patiënt met een stoornis op lemmaniveau significant vooruitgang op de getrainde items. De patiënten die volgens de theorie een verkeerde therapie kregen toegepast, waren niet vooruitgegaan, wat ook te verwachten was.

Bij begrips- en woordvindingsstoornissen, waarvan de oorzaak in het lemmagedeelte gelegen is, kunnen de volgende onderdelen van bestaande therapieën worden toegepast: oefeningen uit de tweede categorie van de Totale-Communicatietherapie, onderdelen uit Taaloefeningen voor Afasiepatiënten, het Multicue-programma, de Neurolinguïstische Afasietherapie, onderdelen van Logotherapia en het semantische deel van het ATP. Van toepassing van dit laatste programma wordt door Bastiaanse e.a. (1993) een case study beschreven. Bij Multicue zal met name gebruik worden gemaakt van de mogelijkheid om informatie op te vragen over de betekenis van het doelwoord.

Bastiaanse e.a. (1993) bespreken in een case study hoe het ATP programma wordt gebruikt bij semantische stoornissen op woordniveau. Er wordt gebruik gemaakt van het semantische niveau van het ATP. Om toegang te krijgen tot de concepten wordt de betekenis van de woorden besproken en uitgediept door middel van de volgende technieken: wijzen naar het object in de kamer of bij zichzelf, het bijbehorende gebaar maken, een omschrijving geven, het object (na)tekenen, het bijbehorende geluid maken, het geschreven woord laten zien of kenmerken van het object (kleur, materiaal, grootte) laten zien. Tegenstellingen worden aangeduid en gerelateerde afleiders worden besproken en in tegenstelling geplaatst met het doelwoord.

Bij de betreffende patiënt werd voorafgaand aan deze therapie de VAT toegepast voor het terugkrijgen van de symboolfuncties. Het ATP werd gedurende drie maanden op meerdere dagen in de week een half uur toegepast. Daarnaast werden er nog andere programma's gebruikt. Na de therapie was het

auditief begrip verbeterd, maar ook het visueel begrip, het benoemen en de spontane taal. Mogelijk heeft de therapie een generaliserend effect gehad op het functioneren van het lemmagedeelte.
Hoewel de studie niet het effect van de therapie aantoont, omdat het herstel ook toegeschreven kan worden aan spontaan herstel en er bij de therapie ook af en toe andere methoden zijn gebruikt, geeft deze studie aan dat het ATP zeer bruikbaar kan zijn bij stoornissen in het lemmagedeelte.

Taalbegripstests voor gesproken woorden

Als bij de AAT de score op het auditief taalbegrip slecht is en het visueel taalbegrip is relatief intact, dan is het mogelijk dat de stoornis gelegen is in de fonologische decodeerder òf in de toegangsroute naar het auditieve-woordvormengedeelte.
Als er sprake is van een stoornis in *de fonologische decodeerder* dan zal er slecht worden gescoord op het auditief woordbegrip (PALPA 45 en 47), het herhalen (PALPA 7 t/m 11) en op de auditieve lexicale decisie (PALPA 5 en 6). Bij deze laatste taak zal er geen morfologie-effect of frequentie-effect zijn.
De auditieve discriminatie van minimale paren, die bij de PALPA-taken 1 en 2 onderzocht wordt, zal gestoord zijn.
Als patiënten op de eerste test slecht scoren en op de tweede goed, dan is er sprake van een milde vorm van pure woorddoofheid. Wanneer er problemen zijn met luisteren, onthouden of het selecteren van een ja/nee-respons is het ook mogelijk om in plaats van PALPA 2, PALPA 3 af te nemen.
Bij een stoornis in de fonologische decodeerder zullen er geen problemen zijn met het visueel taalbegrip, wat onderzocht kan worden met PALPA 46, 48 en 49.
Als er sprake is van een stoornis in *de route van de fonologische decodeerder naar het auditieve-woordvormengedeelte* dan zal er slecht gescoord worden op de auditieve woordbegripstests van de PALPA (45 en 47), evenals op de auditieve lexicale-decisietaken (PALPA 5 en 6). Bij de auditieve lexicale-decisietaken zal er sprake zijn van een morfologie-effect en een frequentie-effect. Een voorstelbaarheidseffect is mogelijk aanwezig. In dat geval wordt een gestoord lemmagedeelte gebruikt bij de beslissing.

Iemand met een stoornis op dit niveau zal moeite hebben met het kiezen van de juiste spellingswijze van een homofoon binnen een context. Met taak 44 van de PALPA kan dit worden onderzocht. De patiënt zal niet in staat zijn pseudohomofonen (dit zijn geschreven niet-bestaande woorden die hetzelfde klinken als een bestaand woord, bijvoorbeeld 'sjek') te begrijpen bij het hardop lezen, maar kan wel bepalen of twee geschreven (niet-)bestaande woorden homofoon zijn. Voor het lezen van pseudohomofonen is geen test beschikbaar. Eventueel kan PALPA 27 daarvoor gebruikt worden. PALPA 27 is een homofoon-decisietaak. Hiermee kan onderzocht worden of de patiënt kan bepalen of twee geschreven (niet-) bestaande woorden homofoon zijn. De PALPA-taken 'auditieve discriminatie van minimale paren (1 en 2), 'herhalen' (7 t/m 11) en 'visueel begrip' (46, 48 en 49) zullen geen problemen geven.

Bij een stoornis in *de route van het auditieve-woordvormengedeelte naar het lemmagedeelte* zal op de auditieve woordbegripstaken van de PALPA (45 en 47) een slechte score worden gehaald met overwegend semantische fouten. Het is mogelijk dat er specifiek fouten worden gemaakt in één of meerdere semantische categorieën. Dit kan door middel van een foutenanalyse nader onderzocht worden. Taken als herhalen (PALPA 7 t/m 11), auditieve lexicale decisie (PALPA 5 en 6) en visueel taalbegrip (PALPA 46, 48 en 49) zullen bij een specifieke stoornis op dit niveau goed worden uitgevoerd.

Als ook de score op het visueel taalbegrip slecht is, kan de stoornis gelegen zijn in *de semantische decodeerder*: dat wil zeggen dat de lemma-informatie niet goed kan worden verwerkt. Op alle taalbegripstaken van de PALPA (45 t/m 49) zullen dan veel semantische fouten worden gemaakt. De taalproduktie is hierbij in principe niet aangedaan.

Taken als herhalen (PALPA 7 t/m 11), auditieve lexicale decisie (PALPA 5 en 6) zullen bij een specifieke stoornis op dit niveau goed worden uitgevoerd.

Therapieën voor het begrijpen van gesproken woorden

De fonologische decodeerder
Jones (1989) bespreekt onder andere een therapie die zich richt op de fonologische segmentatie van de auditieve input. De therapie wordt toegepast bij

een patiënt met een slecht woordbegrip en problemen bij het herhalen, maar met een goed functioneel begrip.
Er wordt gebruik gemaakt van scrabbleblokjes. De CVC-woorden, die met de blokjes worden gevormd, worden ook auditief aangeboden. Vervolgens wordt een woord aangeboden dat één foneem verschilt. De patiënt moet aangeven waar het woord is veranderd. Eerst worden de woorden aangeboden met een variërende laatste klank, later met een variërende beginklank; eerst verschilt de klank in veel distinctieve kenmerken, bijvoorbeeld /b/ en /k/, later lijken de te onderscheiden klanken steeds meer op elkaar, bijvoorbeeld /b/ en /p/. Vervolgens wordt de taak met geschreven woorden in plaats van scrabbleblokjes uitgevoerd. In een volgend stadium moet ook aangegeven worden wat er is veranderd. Hierbij kan gekozen worden uit drie letterblokjes. De andere mogelijkheden waaruit gekozen kan worden zijn eerst niet fonologisch gerelateerd, later wel. De combinaties vormen zowel bestaande als niet-bestaande - woorden. In een daarop volgend stadium worden CCVC-woorden en meerlettergrepige woorden ingevoerd.
Na zes weken therapie was er verbetering opgetreden bij het lezen. Er waren correcte responsen na zelfcorrecties. Er was eveneens effect bij het benoemen, het herhalen en in de spontane taal.

Strauss Hough (1993) bespreekt een therapie voor afasiepatiënten met neologistisch jargon in combinatie met een ernstige taalbegripsstoornis. Het doel van deze therapie is de functionele communicatie van de patiënt te verbeteren door aandacht te besteden aan de auditieve feedback en de accuratesse van de verbale output. Om dit doel te bereiken wordt het lezen als hulpmiddel gebruikt. Het lezen is bij deze stoornis relatief gespaard en kan derhalve gebruikt worden om de auditieve begripsproblemen te omzeilen en de hoeveelheid jargon in de taalproductie te verminderen.
De therapie, waarin dus alles op de visuele modaliteit wordt gericht, bestaat uit een hiërarchie van visuele woord- en zinsbegripstaken, waarin stimulus- en responsvariabelen op verschillende manieren worden gemanipuleerd.
Na twee maanden 'leestherapie' bleek dat het visuele taalbegrip, de verbale output en de spontane taal bij patiënt R.C. vooruitgang vertoonde, terwijl dit niet het geval was na de voorafgaande acht maanden, waarin traditionele logopedische therapie werd gegeven. Ook bleek het neologistische jargon te

zijn afgenomen, met een corresponderende toename van semantisch parafasieen.

De vooruitgang van R.C. zou verklaard kunnen worden door aan te nemen dat de schriftelijke informatie haar resterende, visueel gebaseerde, taalvermogen heeft geactiveerd, waardoor haar woordvindingsproblemen verminderden en haar communicatieve spreekstijl en prosodie verbeterden. Ook lijkt de therapie een positief effect te hebben gehad op de oplettendheid van R.C. met als gevolg een grotere gevoeligheid voor bepaalde conversatieregels.

Van de bestaande therapieën kan de Klankentherapie worden gebruikt voor het onderscheiden van de verschillende klanken. Van het ATP kan het fonologische deel of het eerste deel van het complement worden toegepast. Uit Taaloefeningen voor Afasiepatiënten kunnen onderdelen gedaan worden uit het hoofdstuk 'auditieve verwerking', bijvoorbeeld het begrijpen van eenvoudige opdrachten, middels het aanwijzen van prenten en het beantwoorden van vragen. Uit Logotherapia kunnen taalbegripsoefeningen toegepast worden waarbij de patiënt op grond van een auditief aangeboden woord een keuze moet maken uit vier afbeeldingen van voorwerpen met of zonder klankverwantschap. Van de Totale Communicatietherapie kunnen oefeningen uit de tweede categorie worden toegepast. Bij de therapie kan gebruik gemaakt worden van het schriftbeeld van woorden, mits het begrijpen van geschreven woorden intact is.

De route naar het auditieve-woordvormengedeelte
Voor dit niveau zijn er geen experimentele therapieën bekend. Van de bestaande therapieprogramma's is het ATP geschikt, evenals oefeningen uit de tweede categorie van de Totale Communicatietherapie. Uit Taaloefeningen voor Afasiepatiënten kunnen onderdelen gedaan worden uit het hoofdstuk 'auditieve verwerking', bijvoorbeeld het begrijpen van één- of meervoudige opdrachten, middels het aanwijzen van prenten en het beantwoorden van vragen. Uit Logotherapia kunnen taalbegripsoefeningen toegepast worden waarbij de patiënt op grond van een auditief aangeboden woord een keuze moet maken uit vier afbeeldingen van voorwerpen.

Taalbegripstests voor geschreven woorden

Wanneer er bij de AAT fouten gemaakt worden bij het visueel taalbegrip en het hardop lezen kan de stoornis zich bevinden in de grafemische decodeerder of in de route van de grafemische decodeerder naar het visuele-woordvormengedeelte. Een stoornis in *de grafemische decodeerder* zal vanzelfsprekend ook tot uiting komen in de visuele woordbegripstaken van de PALPA (46, 48 en 49). Het is mogelijk dat de patiënt moeite heeft met identificatie van letters. In dat geval zal er slecht worden gescoord op de gespiegelde reversie. Dit kan onderzocht worden met taak 17 van de PALPA. Wanneer de patiënt deze test niet goed kan uitvoeren, is het onwaarschijnlijk dat andere tests met geschreven materiaal succesvol worden uitgevoerd. Er zal slecht worden gescoord op de PALPA-taken 18 en 19, waarbij hoofdletters en kleine letters gematcht moeten worden. Een stoornis in de grafemische decodeerder kan zich manifesteren op woordniveau of alleen in zinnen.
Het hardop lezen (PALPA 28 t/m 35) zal gestoord zijn. Een foutenanalyse bij het lezen van de bestaande woorden kan verschillende dingen uitwijzen:
- als er visuele fouten zijn aan het begin van een woord en niet aan het eind, dan wijst dit op neglectalexie;
- als er zich letterverwisselingen voordoen binnen of tussen woorden, dan wijst dit op attentie-alexie;
- als er letter voor letter wordt gelezen, duidt dit op 'letter-voor-letter lezen'. Bij het lezen zal geen effect zijn voor frequentie, morfologie, voorstelbaarheid of grammaticale klasse. Wel is er dan sprake van een woordlengte-effect (PALPA 28 en 29) wat leessnelheid betreft;
- als er visuele fouten optreden, waarbij een woord gelezen wordt als een ander woord, dat veel lijkt op het doelwoord, is dit een aanwijzing voor visuele alexie. Deze laatste vorm van alexie zou ook veroorzaakt kunnen worden door een stoornis in de toegangsroute naar het visuele-woordvormengedeelte.

Als er sprake is van een stoornis in *de toegangsroute tot het visuele-woordvormengedeelte*, zullen er slechte resultaten worden behaald op de visuele woordbegripstaken (PALPA 46, 48 en 49). Bij het hardop lezen (PALPA 34) zijn visuele fouten mogelijk en zullen er fouten worden gemaakt bij onregelma-

tig gespelde woorden. Bij visuele lexicale-decisietaken (PALPA 24 en 25) zal er sprake zijn van een morfologie- en een frequentie-effect.
De patiënt heeft moeite met visueel aangeboden homofonen (PALPA 36) en hij zal geen onderscheid maken tussen een bestaand woord en zijn pseudohomofoon. Voor dit laatste aspect is geen bestaande test beschikbaar.
Wanneer de score bij het visueel taalbegrip slecht en de score bij het hardop lezen goed is, dan moet *de route van het visuele-woordvormengedeelte naar het lemmagedeelte* nader onderzocht worden. Bij een gestoorde route zullen bij visuele woordbegripstaken (PALPA 46, 48 en 49) semantische paralexieën optreden. Daarnaast zal er slecht gescoord worden op PALPA-taak 36, die het visueel begrip van homofonen onderzoekt. Taken als visuele lexicale decisie (PALPA 23 t/m 26) en hardop lezen (PALPA 34) zullen goed worden uitgevoerd. Ook kan de patiënt onderscheid maken tussen een bestaand woord en zijn pseudohomofoon. Zoals al eerder vermeld werd, is hier geen bestaande test voor beschikbaar.
Bij slechte scores op zowel het auditieve als het visuele woordbegrip kan de stoornis ook gelegen zijn in de semantische decodeerder. Dit is eerder beschreven bij taalbegripstests voor gesproken woorden.

Therapieën voor het begrijpen van geschreven woorden

De grafemische decodeerder
Rothi & Moss (1989) bedachten een therapie voor patiënten met een perifere alexie. Ze stellen dat er bij enkele patiënten met perifere alexie niet alleen sprake is van een visuele letteridentificatiestoornis, maar ook van een stoornis in de mogelijkheid om waargenomen letters te matchen aan opgeslagen woordkennis. Ze gaan ervan uit dat er enig woordbegrip bereikt kan worden zonder het woordherkenningsstadium. Het begin van een woord kan immers al genoeg zijn om de gehele woordvorm te identificeren. Er wordt gesuggereerd dat bij de letter-voor-lettermethode het woordbegrip via de lexicale route wordt geremd.
De therapie die wordt beschreven heeft als doel de letter-voor-letter methode af te remmen en het directe (ook al is het gedeeltelijk) woordbegrip aan te moedigen. De therapie bestaat uit korte tachistoscopische presentaties van

letterreeksen. In de eerste taak is het aangeboden woord altijd een homofoon (bijvoorbeeld 'peil'), waarna er direct een gesproken zin wordt aangeboden (bijvoorbeeld 'Ik schiet met een pijl'). De patiënt moet dan beoordelen of het aangeboden woord en het woord in de zin hetzelfde zijn of niet. In de tweede taak moet de patiënt beoordelen of een geschreven woord (bijvoorbeeld 'paard') een voorbeeld is van een mondeling aangeboden categorie (bijvoorbeeld 'dieren'). De derde taak is een visuele-lexicale-decisietaak. De presentatietijd van de items wordt steeds verkort zodra de patiënt beter gaat presenteren.

In alle drie taken wordt de patiënt gestimuleerd om in een bepaalde semantische richting te denken. Dit heeft als doel de letter voor letter-methode af te remmen en de lexicale route te stimuleren.

De therapie bestond uit 20 behandelingen, verdeeld over 2 weken. Na de therapie was de leessnelheid van woorden bij de betreffende patiënt met gemiddeld 21% gestegen.

Van de bestaande therapieprogramma's kunnen uit Logotherapia de oefeningen voor het begrijpen van woorden aan de hand van aanvulzinnen toegepast worden. Bij het aanvullen moet er gekozen worden uit twee grafisch gelijkende woorden, zoals bijvoorbeeld 'zielen' en 'zeilen'. Verder kan veel auditief oefenmateriaal ook schriftelijk worden aangeboden, bijvoorbeeld de oefeningen uit het eerste hoofdstuk van Taaloefeningen voor Afasiepatiënten over de auditieve verwerking.

De route naar het visuele-woordvormengedeelte
Hillis (1993) beschrijft een patiënt P.S. met een stoornis in deze toegangsroute in combinatie met een stoornis in de sublexicale route die grafemen omzet in fonemen. Eerst wordt een training toegepast om de gestoorde sublexicale procedures opnieuw te leren. Aan de hand van de meest voorkomende grafemen worden bijbehorende fonemen geleerd. Een te leren letter of diftong, bijvoorbeeld /u/ of /ei/ wordt met twee bekende letters, samengevoegd tot een geschreven niet-bestaand woord, bijvoorbeeld /wuk/. Vervolgens moet dit woord uitgesproken worden op de meest waarschijnlijke manier. In geval van een verkeerde uitspraak, wordt de patiënt geïnstrueerd te denken aan een bestaand woord met een overeenkomstige spelling. Wanneer dat niet lukt wordt

er een sleutelwoord gepresenteerd. Als afsluiting worden er nog een aantal contextuele regels aangeleerd. Na een onbekend aantal behandelsessies was er vooruitgang, maar Hillis vermeldt dat er nog veel fouten gemaakt werden bij het lezen.

Hillis (1993) bespreekt in haar artikel vervolgens een replicatie van de therapie van Moss & Rothi (1987). Deze therapie leverde bij hun patiënt een verbetering op bij het lezen van getrainde en ongetrainde woorden. Met de therapie wordt getracht de verwerking op het niveau van het visuele-woordvormengedeelte te faciliteren door middel van visuele-lexicale-decisie-taken. Er wordt een groot aantal woorden geselecteerd, waarvan is gebleken dat de patiënt moeite heeft deze correct voor te lezen. De woorden hebben te maken met het beroep van de patiënt en worden willekeurig gepresenteerd samen met evenveel niet-bestaande woorden die één letter van de doelwoorden verschillen. Er wordt steeds één woord gepresenteerd in het midden van een computerscherm. De patiënt moet door het indrukken van een toets aangeven of het een bestaand woord is of niet.

Bij patiënt P.S., besproken door Hillis, wordt na tien sessies bereikt dat de patiënt geen fouten meer maakt bij de lexicale decisie. Het hardop lezen en het begrijpen van de woorden was slechts minimaal vooruitgegaan.

In het tweede deel van de therapie krijgt de patiënt dezelfde set steeds kort gepresenteerd, waarna hij ze moet voorlezen. Bij fouten wordt hij gecorrigeerd door de therapeut. Na negen sessies was er bij P.S. duidelijk vooruitgang bij het voorlezen en begrijpen van de getrainde woorden, maar er was geen verbetering opgetreden bij niet-getrainde woorden.

De derde therapie die Hillis (1993) beschrijft bestaat uit het leren van homofonen. De patiënt krijgt één woord van een homofonenpaar visueel en auditief gepresenteerd in combinatie met bijbehorende context, bijvoorbeeld "Ik *eis* een gebakje". Vervolgens moet de patiënt dit woord in een zin schrijven. Het schrijven wordt niet specifiek getraind, maar de patiënt wordt wel aangemoedigd om de spelling van het woord te kopiëren.

Na ongeveer vijftien behandelsessies werd er bij patiënt P.S., vooruitgang geboekt op de getrainde items bij het hardop lezen, begrip en schrijven. Bij de ongetrainde stimuli was alleen het hardop lezen vooruitgegaan.

Hillis vermeldt dat Byng & Coltheart (1986) een patiënt beschrijven, die met dezelfde therapie behandeld werd, bij wie wel generalisatie naar niet-getrainde stimuli optrad.
Tot slot beschrijft Hillis een therapie voor patiënten met een stoornis in het visuele-woordvormengedeelte en de grafeem-foneem-omzetting. Deze therapie was specifiek voor patiënt P.S. opgezet, omdat uit de voorafgaande therapieën was gebleken dat het begrip van geschreven woorden verbeterde als de juiste representatie in het visuele-woordvormengedeelte werd geactiveerd. Er wordt gebruik gemaakt van woorden met twee uitspraakmogelijkheden. De patiënt moet geschreven woorden en mondeling aangeboden definities of rijmwoorden matchen. Het item wordt herhaald, totdat het antwoord goed is.
Bij patiënt P.S. had deze therapie, na achttien therapiesessies, een goed effect op het hardop lezen van ongetrainde woorden.

Edmundson & MacIntosh (1991) beschrijven twee therapieën. De eerste is een leestherapie, gericht op oppervlakte-alexie. De tweede is een schrijftherapie, gericht op oppervlakte-agrafie en zal later aan de orde komen.
De schrijvers stellen als voorwaarde voor de therapie dat het semantisch systeem en de auditieve feedback intact is. Bij de beschreven patiënt is de lexicale leesroute gestoord, maar niet volledig ontoegankelijk: hoogfrequente woorden worden lexicaal gelezen, laagfrequente woorden sublexicaal. Het semantisch systeem kan bij het lezen via de sublexicale leesroute niet geactiveerd worden vanuit de geschreven woordvorm.
Er wordt bij de therapie gebruik gemaakt van een woordenboek. De patiënt wordt gestimuleerd na te denken over de betekenis van het woord, waarna hij dit hardop moet zeggen.
De schrijvers vermelden niets over de intensiteit van de therapie. Na afloop van de therapieperiode was er verbetering opgetreden in de synoniembeoordeling, maar was er geen generalisatie naar niet-behandelde items. Er was geen verbetering op de controletaken.

Wat de bestaande therapieprogramma's betreft kunnen uit Logotherapia de volgende oefeningen worden toegepast: het onderdeel 'woordveranderingen' en de taalbegripsoefeningen waarbij de patiënt op grond van een geschreven woord een keuze moet maken uit vier afbeeldingen van voorwerpen zonder of met klankverwantschap. Verder kunnen dezelfde oefeningen toegepast worden als vermeld bij de route naar het auditieve woordvormengedeelte, maar dan in geschreven vorm.

De route van het visuele-woordvormengedeelte naar het lemmagedeelte
Scott & Byng (1989) bespreken in hun artikel een therapieprogramma bij patiënt J.B. met een oppervlakte-alexie en oppervlakte-agrafie. Het programma heeft als doel de route van het visuele-woordvormengedeelte naar het lemmagedeelte te reactiveren, zodat homofonen (bijvoorbeeld 'eis' en 'ijs') beter begrepen kunnen worden.
De therapie wordt gegeven met behulp van een computerprogramma. De patiënt krijgt geschreven zinnen aangeboden, waarin telkens een homofoon woord is weggelaten (bijvoorbeeld: Oma bakt een heerlijke --------. De plaats van dit weggelaten woord wordt aangeduid met een streep. Onder de zin worden zes woorden getoond (waaronder beide schrijfwijzen van het betreffende homofone woord, 'cake' en 'keek'), waaruit de patiënt het juiste woord moet kiezen. De patiënt wordt attent gemaakt op een onjuiste keuze en moet vervolgens uit de overgebleven vijf woorden kiezen.
Na een therapiefrequentie van negenentwintig keer binnen tien weken was zowel het beoordelen van homofone zinnen als het definiëren van homofonen vooruitgegaan bij de getrainde en de ongetrainde set. Bij het herkennen van homofonen werd er alleen op de getrainde set beter gescoord. Op de controletaken was er geen vooruitgang.

Taalbegripstests voor gesproken en geschreven zinnen

Als er een discrepantie is tussen de resultaten op de woordbegripsonderdelen en de zinsbegripsonderdelen van de AAT, moet onderzocht worden of de stoornis zich bevindt in de syntactische decodeerder, de semantische decodeerder of de lemma-informatie.
In het geval van een stoornis in de lemma-informatie of de syntactische decodeerder, zal het auditief zinsbegrip slecht zijn. Dit kan nader onderzocht worden met de TROG. De patiënt zal moeite hebben met grammaticaliteitsoordelen. Hiervoor is geen bestaande test beschikbaar.

De stoornis heeft eveneens gevolgen voor de syntactische welgevormdheid van zinnen, wat bij de zinsproduktie besproken zal worden.
In het geval van een stoornis in de lemma-informatie of de semantische decodeerder zullen er bij auditieve zinsbegripstests (TROG en SAN) met name problemen zijn met omkeerbare zinnen. Er kunnen wel juiste grammaticaliteitsoordelen gegeven worden. Hiervoor is echter geen bestaande test beschikbaar.
Wat de zinsproduktie betreft zal er sprake zijn van het weglaten van verplichte argumenten in de spontane taal. Dit zal bij de zinsproduktie verder besproken worden.
Bij specifieke zinsbegripsstoornissen zal op de woordbegripstaken relatief goed gescoord worden (PALPA 45 t/m 49). Ook het mondeling en schriftelijk benoemen (PALPA 51 en 52) zal relatief ongestoord zijn.

Therapieën voor mappingproblematiek

Een mappingprobleem kan veroorzaakt worden door stoornissen op verschillende niveaus in het taalverwerkingssysteem. Deze niveaus zijn: het *lemmagedeelte,* de *syntactische decodeerder,* de *syntactische codeerder,* de *semantische decodeerder* en de *semantische codeerder.* Een mappingstoornis manifesteert zich meestal zowel bij het taalbegrip als in de taalproduktie. Als er problemen zijn met het inpassen van de grammaticaal gedefinieerde constituenten in de thematische rollen die horen bij het geactiveerde werkwoord, is er sprake van een lexicaal defect. Als er geen mogelijkheid is om de operaties uit te voeren die de verschillende vormen van informatie integreren, is dit een procedureel defect (Saffran, Schwartz, Fink, Myers & Martin, 1992).
Als de oorzaak van de mappingstoornis lexicaal is, is er geen generalisatie te verwachten naar andere werkwoorden na een mappingtherapie. Bij een procedureel defect zou dit altijd het geval moeten zijn.

De therapie, beschreven door Jones (1986), is toegepast bij patiënt B.B. die nog wel enige kennis heeft over de werkwoorden en de zelfstandige naamwoorden, maar weinig idee heeft over de ordening daarvan om onderliggende betekenisrelaties tot uitdrukking te brengen.

In het therapieprogramma staat het identificeren van werkwoorden en hun sleutelrollen in geschreven zinnen centraal. Elke eenheid in de zin geeft antwoord op een vraag over de activiteit. In stappen komen de vragen aan de orde over identificatie van het werkwoord, de ondernemer van de activiteit, het thema en waar, wanneer, waarom of hoe de actie zich afspeelt. Eerst wordt geoefend met eenvoudige structuren, daarna met complexere. Produktietaken komen pas later in de therapie aan de orde.

Na drie maanden wekelijks therapie, in combinatie met huiswerkopdrachten, waren er in de spontane taal meer zinsstructuren en meer werkwoorden met een correcte inflexie. Jones trekt hieruit de conclusie dat B.B. het concept van betekenisrelaties en het mappen beter heeft begrepen. Opvallend was de verbetering van het functiewoordgebruik, terwijl daar niet aan is gewerkt. Jones geeft hiervoor geen verklaring. Een verbetering in het begrip en gebruik van voorzetsels wordt verklaard door het feit dat voorzetsels eveneens een predikaat-argumentstructuur hebben. De therapie heeft dus een generaliserend effect naar voorzetsels gehad.

Er wordt in het artikel van Le Dorze, Jacob & Coderre (1991) een mappingtherapie besproken die in beginsel een replicatie is van de therapie van Jones (1986). Bij de therapie wordt de aandacht gevestigd op werkwoorden en de bijbehorende betekenisrelaties in zinnen. De therapie bestaat in eerste instantie uit de identificatie van thematische rollen in geschreven zinnen. Er wordt eerst informatie aangeboden over een specifiek woord en de rol hiervan in de zin. Daarna wordt de zin voorgelezen en uitgebeeld in pictogrammen. De patiënt moet vervolgens het woord daarin aanwijzen. Dit gebeurt met werkwoorden, actors, thema's en voorzetselzinnen met locatieve argumenten. Pas bij een 100% score wordt er naar een volgende stap overgegaan. In het laatste stadium van de therapie worden er zinnen aangeboden, waarbij een verplicht argument mist. De patiënt moet aangeven welke zinnen wel of niet correct zijn.
Na de therapieperiode van één maand, toonde patiënt M.G. een duidelijke vooruitgang in het aantal werkwoorden en het aantal werkwoord- en argumentcombinaties bij de produktietaken. Er was geen vooruitgang op de controletaken. De vooruitgang was ook één maand na therapie nog merkbaar. Er was

direct na therapie ook vooruitgang te merken bij spontane taal; deze vooruitgang was echter na een maand verdwenen.

Byng (1988) beschrijft een mappingtherapie die zich richt op het inpassen van thematische relaties in de grammaticale structuur bij zinsbegrip en -produktie. Zij past deze methode toe bij patiënten B.R.B. en J.G. die een vergelijkbare stoornis hebben. Alleen is de stoornis van J.G. ernstiger. Het behandelprogramma is gericht op het begrip van thematische rollen in omkeerbare zinnen met voorzetsels (locatieve zinnen). In het oefenstadium worden bij elke geschreven zin twee afbeeldingen gepresenteerd: een afbeelding van de geschreven zin en een afbeelding van de omgekeerde versie. De goede afbeelding moet gekozen worden. Er worden betekeniskaartjes met tekeningen (diagrammen) gegeven als aanwijzingen. De verschillende rollen krijgen verschillende kleuren, zowel in de geschreven zin als in de diagrammen. Als dit goed gaat moet het goede plaatje gekozen worden bij een in het zwart geschreven zin.

Tijdens de uitvoering van de therapie bleek dat J.G. moeite had met de complexe instructies. Daarom werd er een voortraining gegeven om de kleuraanwijzingen te gebruiken. Omdat dit na zes weken geen effect had, werd besloten een nieuw therapieprogramma te ontwikkelen. Byng geeft geen uitgebreide beschrijving van deze therapieprocedure. De therapie betrof gesproken en geschreven input, maar ook produktietaken. Er werd aandacht besteed aan het verbeteren van de perceptie van de thematische rollen van agens en thema, gerelateerd aan hun positie in de zin.

Het effect bij B.R.B. na drie weken wekelijkse therapie en het doen van huiswerkopdrachten, was een verbetering van het visueel begrip van deze zinnen. Tevens was er generalisatie opgetreden naar auditief begrip en naar andere soorten thematische relaties. Ook de produktie was verbeterd: B.R.B. gebruikte meer werkwoorden met twee argumenten. Er was geen verbetering op de taken waarbij mapping geen rol speelde.

Het effect bij J.G. na drie maanden therapie was een verbetering van het begrip van omkeerbare actieve zinnen. Het begrip van omkeerbare locatieve zinnen was niet verbeterd. Dus de verbetering was meer specifiek dan bij B.R.B., maar het was niet zo dat hij simpel het gebruik van de agens- en de themarol had geleerd. Er was verbetering opgetreden in de produktie: er werden meer werkwoorden met twee argumenten geproduceerd. Tevens werden er andere rollen gebruikt dan bij de therapie werden geoefend.

Saffran e.a. (1992) beschrijven eveneens een mappingtherapie, die ze toepassen bij acht patiënten. De therapie omvat alle aspecten van de mappingprocedure: de taak richt de aandacht op het werkwoord in de zin en benadrukt de relatie tussen het werkwoord en zijn argumenten. De patiënt moet het logische subject en het logische object identificeren in transitieve zinnen die variëren qua moeilijkheidsgraad. De zinnen worden zowel auditief als visueel aangeboden om de input zo sterk en volledig mogelijk te laten zijn. De patiënt moet het werkwoord identificeren, daarna wordt naar het subject (which one is doing the V-ing?) en het object (what is he/she V-ing?) gevraagd. In de fase die vooraf gaat aan de eigenlijke therapie wordt de patiënt bekend gemaakt met deze vragen en leert hij de rollen onderscheiden. In eerste instantie moeten de vragen beantwoord worden naar aanleiding van een afbeelding, later naar aanleiding van gesproken of geschreven zinnen.

De therapie bleek succesvol. Er trad generalisatie op naar andere werkwoord-argument relaties en naar andere en complexere grammaticale structuren. Bij standaard begripstests trad er verbetering op. Verder was er in de spontane taal een toename van structurele en morfologische samenhang.

Nickels, Byng & Black (1991) bespreken een replicatie van het therapieprogramma van Byng (1988). Nickels e.a. beschrijven naast Byngs therapie, die alleen bestaat uit een zinsbegripsgedeelte, ook een produktiegedeelte.

Bij aanvang van de therapie had patiënt A.E.R. een redelijk begripsniveau. De geproduceerde taal bestond uit enkele woorden en stereotiepe uitdrukkingen. De oorzaak van de zinsbegripsstoornis en de zinsproduktiestoornis was een mappingstoornis. Het lukte niet om een volledige lexicaal-semantische specificatie van een werkwoord, inclusief de thematische rollen, op te roepen.

De therapie bestaat uit een begripsgedeelte en een produktiegedeelte. In het produktiegedeelte moet de patiënt met ondersteuning van een kleurenlijn zelf zinnen maken bij afbeeldingen. Elke zin die globaal een beschrijving geeft van een betreffende afbeelding wordt als juist aangemerkt. Elk deel van de therapie bestond uit twaalf behandelsessies, verdeeld over zes weken.

Hoewel bij patiënt A.E.R. de algehele vooruitgang in het zinsbegrip niet significant was, was het begrip van actieve actiezinnen wel significant vooruitgegaan. Was A.E.R. voor de therapie niet in staat de betekenis van het werkwoord en bijbehorende thematische rollen op te roepen, na de therapie kon hij een strategie gebruiken. Bij deze strategie wordt de agens altijd ingepast als onderwerp en het thema als lijdend voorwerp. Als de betekenis van het werkwoord juist werd opgeroepen, kon hij de thematische rollen juist inpassen in de syntactische structuur. A.E.R. boekte significante vooruitgang in het produceren van zinnen en het benoemen van werkwoorden.

Miller & Stewart (1991) beschrijven in hun artikel een mappingtherapie, gericht op het herkennen van de onderliggende concepten van de actie, het herkennen van de thematische rollen en de relatie tussen de concepten. Deze therapie werd toegepast nadat een replicatie van de mappingtherapie van Nickels e.a. (1991), zonder resultaat was uitgevoerd.

De betreffende patiënt heeft problemen met het oproepen van specifieke werkwoordinformatie die betrekking heeft op de thematische rollen. Daardoor heeft hij moeite met het begrijpen van omkeerbare zinnen en logische relaties tussen zinsdelen.

Tijdens het therapieprogramma worden de concepten geïsoleerd. De patiënt moet in eerste instantie de agens-rol identificeren op een afbeelding en in een geschreven SV-zin. Als dit lukt moet de actie zelf geïdentificeerd worden. De verschillende concepten worden gekenmerkt met een kleurcode. In het volgende stadium worden er VO-zinnen gebruikt. Tevens worden er oefeningen gedaan waarbij de verworven kennis over agens en actie moet worden gebruikt, om te voorkomen dat de patiënt een woordvolgorde strategie gaat ontwikkelen. Ook worden er produktie-oefeningen gedaan waarbij de patiënt vragen als: 'Wat doe je met een (zelfstandig naamwoord)?', 'Wat doet een (zelfstandig naamwoord) of 'Wat zou je (werkwoord)?' moet beantwoorden. Hierna worden irreversibele SVO-zinnen geoefend. Er worden in dit stadium ook oefeningen gedaan waarbij de patiënt van zinnen moet aangeven of ze juist zijn of niet en in welke constituent de fout zit. De beschreven procedure wordt ook aangehouden bij reversibele zinnen.

Na een therapie van ongeveer achttien uur, verdeeld over verschillende dagen, bleek dat de benadering bij deze patiënt succesvol was. Er was verbetering opgetreden bij het begrip van reversibele zinnen en locatieve zinnen. Er was geen verbetering in de spontane taal.

In het artikel van Marshall, Pring & Chiat (1993) wordt een therapie beschreven die de verwerking van linguïstisch relevante kenmerken van gebeurtenissen tracht te verbeteren. Ze reageren hiermee op de studies van Nickels e.a. (1991) en Black e.a. (1991) over een mappingtherapie, waarbij een drietal agrammatische patiënten verschillend reageerden op tests en therapie. Dit suggereerde dat de problemen ook hun oorsprong konden hebben in een prelinguïstisch stadium van de zinsproduktie. In dat geval is de kennis over de eigenschappen van werkwoorden verminderd (predikaat-argument informatie), waardoor er sprake is van een mappingstoornis. Nonverbaal onderzoek suggereerde dat deze mappingstoornis gerelateerd is aan problemen met het isoleren van linguïstisch relevante kenmerken uit gebeurtenissen.

Marshall e.a. beschrijven twee modellen die de relatie aangeven tussen gebeurtenisverwerking en de daarop volgende stadia van zinsproduktie. Beide modellen voorspellen verschillende therapeutische effecten. Volgens een *modulair model* is gebeurtenisverwerking een onafhankelijk stadium in de zinsproduktie. Bij een gestoorde gebeurtenisperceptie zou er gewerkt moeten worden op het niveau van de perceptie. Mappingtherapie zou dan niet effectief zijn. Volgens een *interactief model* is er interactie tussen gebeurtenisverwerking en werkwoordgebruik. Een stoornis in de gebeurtenisverwerking zou in dit geval goed te behandelen zijn met mappingtherapie en andersom.

Marshall e.a. beargumenteren dat gebeurtenisverwerking, hoe dan ook, cruciaal is bij de mappingprocedure, hetzij als onafhankelijk stadium, hetzij als interactieve component van werkwoordselectie en -gebruik.

De nonverbale therapie die bij een patiënt met deze stoornis wordt uitgeprobeerd bestaat uit de identificatie van rollen van de deelnemers (agens en themarollen) in simpele interactieve gebeurtenissen op video, bijvoorbeeld 'een man die een overhemd strijkt' (niveau 1), 'een hamer die een kopje breekt' (niveau 2) of 'een vrouw die een man slaat' (niveau 3). De patiënt moet kiezen uit foto's en zo aangeven wie iets veroorzaakt of wie iets ondergaat bij de gebeurtenissen of wat de aard van het werkwoord is. Er is een oplopende moeilijkheidsgraad door een toenemend aantal afleiders.

Bij deze nonverbale therapie ligt de nadruk op betekenisrelaties binnen een gebeurtenis. Bij een mappingtherapie daarentegen ligt de nadruk op zinsanalyse en woordvolgorde.

Een in totaal twaalf uur durende therapie die een aantal malen per week werd toegepast, resulteerde in vooruitgang in het geven van twee-argument beschrijvingen bij actieplaten. Er was generalisatie naar gebeurtenissen die niet gebruikt waren in de therapie. De werkwoordproduktie en het gebruik van argumenten verbeterde. Er was geen vooruitgang op de controletaken.

In het artikel van Schwartz, Saffran, Fink, Myers & Martin (1994) wordt eveneens een mappingtherapie besproken. Deze wordt toegepast bij zeven patienten. Tijdens de behandelsessies krijgt de patiënt telkens een geschreven zin voorgelegd. Deze zin moet hij eerst zelf proberen te lezen, waarna de therapeut de zin hardop voorleest. Daarna moet de patiënt, naar aanleiding van een aantal vragen, het werkwoord, het onderwerp en het lijdend voorwerp onderstrepen met verschillende, vastgelegde kleuren. Direct daarna kunnen de kleuren vergeleken worden met een antwoordkaart. Als een verkeerd antwoord wordt gegeven, wordt aan de patiënt uitgelegd wat er fout is gegaan. De training bestaat uit drie fasen, die zich onderscheiden door zinstype of soort werkwoord.

In deze studie werd er maximaal vier maanden een aantal keren per week geoefend. Bij zes patiënten was er vooruitgang op produktietaken. Twee van de drie patiënten met zinsbegripsstoornissen gingen vooruit op zinsbegripstaken. Er was vooruitgang op taken met type-specifieke zinnen, maar er was ook sprake van generalisatie naar ongetrainde werkwoord-argumentsrelaties en naar ongetrainde en meer complexere zinstypen. Tevens was er sprake van vooruitgang bij het benoemen en bij het hardop lezen.

Voor de lemma-informatie of de syntactische en semantische decodeerder zijn er naast de mappingtherapieën, geen andere experimentele therapieën bekend. Bij stoornissen in de lemma-informatie of syntactische decodeerder kunnen van de bestaande therapieën onderdelen uit Logotherapia toegepast worden. Voorbeelden van oefeningen zijn het beoordelen van zinnen met syntactische afwijkingen (bijvoorbeeld 'het bed slaapt moe').

Bij stoornissen in de lemma-informatie of de semantische decodeerder kunnen de begripsoefeningen van de derde categorie van de Totale Communicatietherapie en onderdelen van Logotherapia worden toegepast, zoals het beoordelen van zinnen met object-subjectverwisseling (bijvoorbeeld 'de postbode bijt de teckel') en omkering van ruimtelijke relaties (bijvoorbeeld 'de vaas is in de bloem').

Als onderdeel van een mappingtherapie kunnen van de bestaande therapieprogramma's de begrips- en produktie-oefeningen van de derde categorie van de Totale Communicatie therapie worden gebruikt en onderdelen van Logotherapia, zoals het beoordelen van zinnen met object-subjectverwisseling en omkering van ruimtelijke relaties.

Taalproduktietests voor gesproken woorden

Als de score op het benoemen slecht is, kan de stoornis gelegen zijn in *de semantische codeerder*: dat wil zeggen dat de lemma-informatie niet goed kan worden geactiveerd. Op alle benoemtaken van de PALPA (51 en 52) zullen dan semantische fouten worden gemaakt. Het taalbegrip is hierbij in principe niet aangedaan.
Het herhalen (PALPA 7 t/m 11) zal bij een specifieke stoornis op dit niveau goed worden uitgevoerd.

De route van het lemmagedeelte naar het fonologische-woordvormengedeelte is mogelijk gestoord wanneer er in de spontane taal en bij het benoemen van de AAT sprake is van opvallende woordvindingsproblemen, die niet consistent zijn. Er worden fonematische en semantische fouten gemaakt, terwijl het auditief begrip en het schrijven op dictaat geen problemen opleveren.
Met behulp van de spontane taalanalyse volgens Vermeulen & Bastiaanse of Saffran e.a. kan nader onderzoek gedaan worden. Een stoornis in deze route heeft gevolgen voor de fluency, de woordvinding, de woordselectie en morfologische structuur.
Het mondeling benoemen (PALPA 51 en 52) zal een frequentie-effect laten zien. Daarnaast zal er sprake zijn van fonematische fouten en mogelijk van

semantische fouten. Het geven van cues zal alleen effectief zijn wanneer deze route niet volledig is geblokkeerd.
De herhaaltaken (PALPA 7 t/m 11) en de taken voor het hardop lezen (PALPA 28 t/m 35) kunnen in principe goed worden uitgevoerd, al gebeurd dit niet via het lemmagedeelte. De resultaten op de auditieve woordbegripstaken (PALPA 45 en 47) en de taken voor het onderzoeken van het schrijven op dictaat (PALPA 37 t/m 44) zullen goed zijn.
Als er zich in de spontane taal en bij het mondeling benoemen van de AAT veel malapropismen (bestaande woorden, die qua klank gerelateerd zijn aan het doelwoord, bijvoorbeeld 'komijn' in plaats van 'konijn') en fonematische parafasieën (veelal niet-bestaande woorden, die qua klank gerelateerd zijn aan het doelwoord, bijvoorbeeld, 'kotijn' in plaats van 'konijn') voordoen en er fouten gemaakt worden bij het hardop lezen en herhalen, bestaat de mogelijkheid dat de stoornis zich bevindt in *de fonologische codeerder*. Uit de spontane taalanalyse volgens Vermeulen & Bastiaanse zal een hoge score op het aantal fonematische parafasieën en approximaties blijken.
Bij het mondeling benoemen (PALPA 51 en 52), het herhalen (PALPA 7 t/m 11) en het hardop lezen (PALPA 28 t/m 35) zullen malapropismen en fonematische approximaties optreden. Op de auditieve woordbegripstaken (PALPA 45 en 47) zal prima gescoord kunnen worden.
Bij geen van deze taken zal er een effect voor morfologie, voorstelbaarheid, en grammaticale klasse optreden. Er zal wel sprake zijn van een woordlengte-effect.

Therapieën voor het produceren van gesproken woorden

De route naar het fonologische-woordvormengedeelte
In het artikel van Raymer, Thompson & Le Grand (1993) wordt een therapie besproken die is uitgevoerd bij vier patiënten met woordvindingsproblemen. Het gaat om een fonologische therapie, waarbij getracht wordt het oproepen van fonologische representaties te verbeteren.
De patiënten krijgen steeds een afbeelding aangeboden die ze in eerste instantie spontaan moeten proberen te benoemen. Als dit niet lukt, wordt er eerst een rijmwoord aangeboden. Als het dan nog niet lukt wordt er een fo-

neemcue gegeven van het begin van het woord. Tenslotte wordt het goede woord auditief aangeboden. Als de patiënt het woord goed produceert, moet hij het een aantal keer herhalen. Hierna wordt nogmaals spontaan benoemen geprobeerd. Elk doelwoord wordt meerdere malen per behandelsessie geoefend. Het trainen van een verzameling afbeeldingen duurt totdat een bepaald aantal goede responsen wordt bereikt bij het benoemen.
Na de therapie was er bij alle patiënten vooruitgang opgetreden op de getrainde woorden. Bij drie patiënten was dit resultaat gegeneraliseerd naar een verzameling woorden die niet was geoefend. Ook het hardop lezen van zowel de getrainde als de ongetrainde woorden was bij drie patiënten vooruitgegaan. Het schriftelijk benoemen was vooruitgegaan bij twee patiënten, maar duidelijk meer op de getrainde dan op de ongetrainde woorden. Bij de drie patiënten die na twee maanden nogmaals getest werden, was het resultaat van de getrainde woorden voor het mondeling benoemen en het hardop lezen blijven bestaan en bij twee van de drie gold dit ook voor de ongetrainde woorden.

Bachy-Langedock & De Partz (1989) beschrijven een therapie ter verbetering van het benoemen, waarbij gebruik gemaakt wordt van de reorganisatie van de grafeem-foneem-omzetting, het resultaat van een eerdere therapie (die bij de sublexicale routes besproken wordt).
Bij patiënt S.P. is de toegang tot het fonologische woordvormengedeelte gestoord. De patiënt leert een aantal stappen te doorlopen bij het zoeken naar een woord. Er moet eerst in gedachten een visualisatie worden gemaakt van de geschreven woordvorm. Daarna moet het geschreven woord gedecodeerd worden en eerst zacht en later hardop worden voorgelezen. Als dit niet lukt wordt er een visuele cue aangeboden (de beginletter van het betreffende woord).
In totaal werden er twee kwartalen aan deze therapie besteed met een tussenperiode van een half jaar. De therapiefrequentie was drie keer per week. Na afloop bleek het benoemen sterk te zijn verbeterd. Daarnaast was er generalisatie naar de woordvinding tijdens een conversatie. Er bleven moeilijkheden bestaan met minder frequente en langere woorden, maar ook bij deze woorden was verbetering opgetreden. In meerdere studies is resultaat geboekt met deze benaderingswijze.

Bruce & Howard (1987) formuleerden de volgende voorwaarden voor het genereren van eigen fonemische cues:
1) De patiënt moet kunnen aangeven wat de beginletter van een woord is;
2) Hij moet deze kunnen omzetten in een foneem;
3) Een fonemische cue moet de woordvinding faciliteren.

De werking van de cues is waarschijnlijk als volgt: ze veroorzaken via de sublexicale route een gedeeltelijke activatie van woorden die met dat foneem beginnen in het fonologische-woordvormengedeelte. Deze gedeeltelijke activatie versterkt de activatie van het doelwoord vanuit het lemmagedeelte, met als gevolg dat de fonologische vorm van het doelwoord vrijkomt.

Nickels (1992) bouwt het kunnen produceren van de beginfoneem ook verder uit in de therapie: als de patiënt een woord niet kan zeggen, maar wel opschrijven, wordt hij in de therapie aangemoedigd om het woord op te schrijven en later te visualiseren in zijn hoofd om vervolgens zich met de beginletter te cueën.

Het resultaat van een tien weken durende therapie van twee keer per week was dat de patiënt in staat was om zelf fonemische cues te produceren. Door deze strategie verbeterde het lezen, het schrijven, het benoemen en de spontane taal. Het lezen van niet-bestaande woorden bleef onmogelijk.

Bastiaanse, Bosje & Franssen (in druk) bespreken eveneens een succesvolle replicatie van de therapie van De Partz (1986). Zij hebben de therapie met name gericht op de woordvinding.

Bij de patiënt die zij beschrijven was er sprake van een milde diepe alexie. De problemen met het hardop lezen werden met name veroorzaakt door een gestoorde toegang tot de fonologische woordvormen in combinatie met een gestoorde grafeem-foneem-omzetting.

Ook door Cook (1991) wordt een succesvolle 'self-cueïng'-therapie beschreven.

In het onderzoek van Bruce & Howard (1987) wordt gekeken naar de mogelijkheden van een computer als ondersteuning bij de therapie of als communicatiehulpmiddel. De computer beschikt over een toetsenbord waarop, om het overzichtelijk te houden, maar negen consonanten zichtbaar zijn. Als de patiënt een woord niet kan benoemen, maar de eerste letter wel weet, kan hij deze intoetsen. Er volgt dan een gesproken klank, die als cue moet dienen. De therapie is uitgeprobeerd bij vijf patiënten die steeds in staat waren de eerste letter van een woord aan te geven en met behulp van een fonemische cue van de therapeut toegang te krijgen tot het doelwoord.

In de eerste sessies moet elke afbeelding met behulp van de computer benoemd worden, in de laatste sessies alleen als het na enkele seconden nog niet gelukt is de afbeelding te benoemen. De patiënten worden steeds aangemoedigd om het foneem te herhalen en als cue te gebruiken. Als het benoemen niet lukt, geeft de therapeut dezelfde cue en als het dan niet lukt wordt het woord voorgezegd.

Elke patiënt kreeg vijf behandelsessies. Ze leerden allen op een juiste manier gebruik te maken van de computer. Er werden bij vier van de vijf patiënten significant betere resultaten behaald als er gebruik werd gemaakt van de computer bij het benoemen. De patiënten waren ook in staat de computer te gebruiken bij ongetrainde items, maar de resultaten waren bij de getrainde items beter. Opvallend was dat de identificatie van de eerste letter van woorden was verbeterd. Eén patiënt had geleerd zichzelf te cueën zonder hulp van de computer.

Hillis & Caramazza (1994) bespreken een patiënt H.W. met een stoornis zowel in de toegangsroute tot het woordvormengedeelte als in de sublexicale route (foneem-grafeem omzetting). Bij deze patiënt werd eveneens getracht om via het aanleren van die foneem-grafeemomzetting de taalproduktie te verbeteren. Deze therapie was bij deze patiënt echter niet succesvol. H.W. leerde wel enkele klanken om te zetten, maar was vervolgens niet in staat deze te koppelen en er een woord van te maken. Ook was H.W. niet in staat deze te gebruiken als cue voor het vinden van de juiste representatie uit het fonologische woordvormengedeelte.

Vervolgens hebben de onderzoekers gebruik gemaakt van het feit dat hoog-frequente woorden gemakkelijker kunnen worden opgeroepen dan laag-frequente woorden. In de therapie werd een bepaalde set woorden veelvuldig aangeboden, met als doel de drempel voor het oproepen van de woorden te verlagen. Een dergelijke therapie beperkt zich dus tot de te trainen set woorden (itemspecifiek) en richt zich niet op generalisatie. De vooruitgang van H.W. was ook beperkt tot de getrainde set woorden.

Jones (1989) bespreekt een therapie die tot doel heeft de semantische verwerking te verbeteren zodat het oproepen van de fonologische vorm wordt vergemakkelijkt.
In de therapie wordt er met name gebruik gemaakt van afbeeldingen en geschreven input. In het eerste stadium van de therapie moet de patiënt semantische oordelen geven over een aantal afbeeldingen (zijn ze gerelateerd aan de afbeelding van het doelwoord of niet). Onder de afbeeldingen staan eerst nog de woorden geschreven, later in de therapie niet meer. In het tweede stadium van de therapie moet de patiënt, na het geven van de semantische oordelen, de geschreven woordvorm leggen met scrabbleblokjes. In het derde stadium wordt de patiënt gevraagd om het doelwoord te benoemen.
De doelwoorden zijn hoogfrequente, regelmatig geschreven CVC-woorden, eerst zelfstandige naamwoorden, later werkwoorden. De woorden om het doelwoord heen zijn steeds zelfstandige naamwoorden. In de loop van de therapie wordt de geschreven woordvorm minder regelmatig terwijl de fonologische vorm van het CVC-type blijft. In een later stadium worden er CCVC-doelwoorden geïntroduceerd. Als bovenstaande taken met geschreven input goed gaan, wordt overgestapt op auditieve input. Andere taken in dit stadium zijn: de geschreven woordvorm leggen naar aanleiding van een auditieve definitie van het doelwoord en het doelwoord benoemen.
Na tien weken therapie was het benoemen verbeterd en was er ook generalisatie naar de spontane taal. Het lezen en schrijven van woorden verbeterde ook. Omdat er een verbetering was in de auditieve lexicale decisie, maar niet in de beoordeling over het wel of niet verschillend zijn van twee woorden, wordt er in het tweede deel van het therapieprogramma aandacht besteed aan de fonologische segmentatie, met als doel de auditieve feedback te verbeteren.

Nettleton & Lesser (1991) bespreken een fonologische therapie voor benoemstoornissen bij twee patiënten met een stoornis in de toegangsroute naar het fonologische-woordvormengedeelte. Deze therapie werd eerder beschreven door Howard (1985).
De fonologische therapie bestaat uit de volgende onderdelen:
1. Herhalen van een auditief aangeboden woord, behorend bij een plaatje.
2. Rijmbeoordeling: de therapeut benoemt een plaatje en biedt nog een woord aan. De patiënt moet aangeven of de betreffende woorden rijmen.

3. Benoemen met behulp van fonematische cues.
Na twee maanden therapie waren de twee patiënten significant vooruitgegaan op de getrainde items. Eén patiënt was ook vooruitgegaan op ongetrainde items.

Een bestaande therapie die toegepast kan worden bij produktiestoornissen veroorzaakt door een stoornis in deze route, is het Multicue-programma. Dit programma faciliteert de woordvinding. De patiënt zal met name gebruik maken van de mogelijkheid informatie op te vragen over de woordvorm. Ook uit Logotherapia kunnen oefeningen voor de woordvinding worden toegepast, waarbij gebruik wordt gemaakt van ondersteuning door het aantal lettergrepen, de eerste foneem of de eerste lettergreep. Daarnaast zijn de oefeningen uit Logotherapia geschikt met betrekking tot de woordvorming en morfologie van de verschillende woordgroepen (zelfstandige naamwoorden, werkwoorden e.d.). Uit Taaloefeningen voor Afasiepatiënten kunnen oefeningen worden toegepast uit het woordproduktiegedeelte.

De fonologische codeerder
Kohn, Smith & Arsenault (1990) bespreken in hun artikel een therapie bij patiënt C.M. met conductie-afasie. Bij C.M. was er sprake van gestoorde woord- en zinsherhaling in combinatie met een redelijk goed begrip. De spontane taal bevat onvloeiendheden en veel fonematische parafasieën. Als C.M. zinnen herhaalde, slaagde hij erin langere reeksen woorden achter elkaar te produceren en besteedde minder aandacht aan het verbeteren van fonematische fouten.
De therapie bestaat puur uit het herhalen van zinnen. Door het therapieprogramma te baseren op het herhalen van zinnen, hoopt men de ervaring van het produceren van complete zinnen te bekrachtigen. De zinnen worden gedurende de therapieperiode langer en moeilijker. De patiënt moet zoveel mogelijk woorden uit een zin proberen na te zeggen, waarbij de 'fluency' belangrijker is dan de fonologische correctheid. De therapeut herhaalt de zin zo vaak als nodig.
Na een therapieperiode van twee maanden, waarbij de patiënt wekelijks werd behandeld, werden er significant meer inhoudswoorden geproduceerd bij het herhalen van zinnen. Ook was het mogelijk langere reeksen te herhalen. Deze

vooruitgang bleek ook te zijn gegeneraliseerd: bij het beschrijven van afbeeldingen bracht hij meer informatie over op een meer efficiënte wijze dan voorheen.
Bij stoornissen op dit niveau van de taalverwerking zou van de bestaande therapieprogramma's de Klankentherapie gebruikt kunnen worden om het produceren van klanken specifiek te oefenen.

Taalproduktietests voor geschreven woorden

Wanneer er bij de AAT slecht gescoord wordt op het onderdeel 'schrijven op dictaat', terwijl het visueel taalbegrip goed is, kan er sprake zijn van een stoornis in één module of verbindingsroute tussen het lemmagedeelte en de grafemische codeerder. *De route van het lemmagedeelte naar het grafemische-woordvormengedeelte* kan als volgt nader worden onderzocht:
Het schriftelijk benoemen (PALPA 51) zal semantische paragrafieën en grafemische fouten laten zien. Bij een foutenanalyse zal mogelijk een frequentie-effect naar voren komen. Zelfstandige naamwoorden zullen meer aangedaan zijn dan functiewoorden. Er zal geen woordlengte-effect optreden. Cueïng zal effectief zijn bij een niet volledig geblokkeerde route. Bij overschrijftaken, waarvoor PALPA 7 t/m 11 gebruikt kunnen worden, is een morfologie-effect, een grammaticale klasse-effect en een frequentie-effect mogelijk, maar dit hoeft niet tot uiting te komen. In dat geval kan de stoornis ook nog in het visuele-woordvormengedeelte zitten. Schrijven op dictaat (PALPA 38 en 41) is mogelijk, al verloopt dit proces niet via het lemmagedeelte. Het woordbegrip (PALPA 45 t/m 49) zal ongestoord zijn.
Een stoornis in *de grafemische codeerder* zal tot uiting komen door malapropismen (bijvoorbeeld 'komijn' in plaats van 'konijn') en fonematische approximaties (bijvoorbeeld 'kotijn' in plaats van 'konijn') bij het schrijven op dictaat (PALPA 37 t/m 41) en het schriftelijk benoemen (PALPA 51). Bij deze taken treedt geen frequentie-effect, morfologie-effect, voorstelbaarheidseffect of grammaticale klasse-effect op. Er kan wel sprake zijn van een woordlengte-effect. Dit zal ook tot uiting komen bij overschrijftaken, waarvoor PALPA 7 t/m 11 gebruikt kunnen worden. Het auditief en visueel woordbegrip (PALPA 45 t/m 49) is in dit geval ongestoord.

Therapieën voor het produceren van geschreven woorden

De route naar het grafemische-woordvormengedeelte
Carlomagno, Colombo, Casadio, Emanuelli & Razzano (1991) beschrijven twee therapieën, die ze toepassen bij zes afasiepatiënten met schrijfstoornissen, veroorzaakt door een stoornis op bovenstaand niveau. Het gaat om een visueel-semantische therapie en een fonologische therapie. Bij de eerste wordt getracht het schrijven via de lexicale route te stimuleren. De patiënt moet afbeeldingen schriftelijk benoemen. Hierbij krijgt hij visuele en semantische cues aangereikt. De patiënt wordt gestimuleerd om de resterende kennis van de woordvorm te gebruiken, zoals het aantal letters, de positie van een letter in een letterreeks enzovoort. De moeilijkheidsgraad wordt langzamerhand opgebouwd en de hulp wordt langzamerhand verminderd.
Na de therapie waren drie patiënten goed vooruitgegaan en twee in mindere mate. Deze resultaten werden gemeten met ongetrainde items. Bij de fonologische therapie wordt het schrijven gestimuleerd door gebruik te maken van de sublexicale route: het omzetten van fonemen in grafemen. Die therapie zal onder de paragraaf 'sublexicale routes' worden besproken.

Hatfield (1983) beschrijft een therapie voor diepe agrafie. Diepe agrafie wordt omschreven als een stoornis in zowel de lexicaal-semantische route (schrijven via het lemmagedeelte en het woordvormengedeelte), als de fonologische route (schrijven via de sublexicale route van de fonologische decodeerder, via de fonologische codeerder, naar de grafemische codeerder). De drie beschreven patiënten hebben specifieke moeilijkheden met het schrijven van functiewoorden en andere woorden met een lage voorstelbaarheid.
In het begin van het therapieprogramma worden er samen met de patiënt associatiehomofonen of pseudohomofonen gezocht, die de patiënt wel foutloos kan schrijven, bijvoorbeeld Ron bij 'on', hymn bij 'him' en bean bij 'been'. Eerst wordt het associatiewoord voorgelezen. Vervolgens wordt een zin voorgelezen waarin het doelwoord voorkomt. Zowel het associatiewoord als het doelwoord moet direct worden opgeschreven. In de volgende stap moet het zinnetje met het functiewoord meteen worden opgeschreven. Het associatiewoord mag eventueel nog in de kantlijn worden geschreven. Ook worden er opdrachten gedaan waarbij een woord in de zin moet worden ingevuld.

Na de therapie was er bij alle patiënten vooruitgang, ook indirect in het begrijpen en produceren van gesproken taal.

Hillis & Caramazza (1994) beschrijven o.a. een patiënt S.J.D. met een stoornis op bovengenoemd niveau. Daarnaast zijn de sublexicale routes voor het omzetten van grafemen naar fonemen en vice versa gedeeltelijk gestoord. De betreffende patiënt maakt bij het schrijven met name semantische fouten bij werkwoorden. Deze fouten worden echter niet gemaakt als het geschrevene hardop wordt voorgelezen.
Omdat de patiënt wel in staat is een fonologische representatie van het werkwoord te geven, wordt hiervan tijdens de therapie gebruik gemaakt. De therapie bestaat uit het leren omzetten van dertig fonemen in grafemen. Dit wordt gedaan door deze fonemen te koppelen aan sleutelwoorden. Deze sleutelwoorden moeten worden opgeschreven. Vervolgens moet de eerste letter worden geïdentificeerd en ontkoppeld. Uiteindelijk wordt bij het schrijven het eerste foneem van een mondeling correct benoemd werkwoord omgezet in het juiste grafeem. Deze eerste grafemen worden vervolgens gebruikt als cue voor de gehele grafemische woordvorm.
S.J.D. schreef dagelijks een stukje over bijvoorbeeld de dagelijkse activiteiten of over gelezen krantenartikelen. Op basis daarvan werd duidelijk dat de therapie succesvol was wat betreft het totaal aantal gebruikte werkwoorden en het percentage correct gebruikte werkwoorden.

De therapie die wordt beschreven in het artikel van Edmundson & MacIntosh (1991) is gericht op oppervlakte-agrafie. De patiënt gebruikt bij het schrijven de sublexicale route (foneem-grafeemomzetting). Het grafemische woordvormengedeelte is niet geheel ontoegankelijk.
De therapie is een replicatie van een therapie beschreven door Behrmann (1987). In de therapie wordt gebruik gemaakt van homofonen. De patiënt moet van een homofonenpaar de afbeeldingen en de geschreven woorden matchen. Vervolgens worden de verschillende betekenissen tegenover elkaar geplaatst en wordt de patiënt attent gemaakt op de verschillen in spelling. Daarna moet de patiënt het juiste homofone woord onder de afbeeldingen schrijven. De patiënt moet zinnen bedenken waar de homofonen in voorkomen die kunnen helpen bij het onderscheiden van de betekenissen. De patiënt oefent ook thuis:

uitgaande van de betekenis moet geprobeerd worden de juiste spelling van het homofone woord te genereren.
Na een kwartaal wekelijkse therapie was het resultaat bij de patiënt itemspecifiek. Er was geen generalisatie naar niet-behandelde homofonen of onregelmatig-gespelde woorden. Dus de mogelijkheid om grafemische representaties te faciliteren was niet gegeneraliseerd. Bij Behrmann was er wel generalisatie naar onregelmatig gespelde woorden. Er was geen verbetering op de controletaken. Het spontaan schrijven was wel verbeterd. Dit wordt toegeschreven aan een toegenomen zelfvertrouwen in eigen schrijfbekwaamheid.

Van de bestaande therapieprogramma's kunnen de onderdelen gebruikt worden, zoals genoemd bij de route naar het fonologische woordvormengedeelte. Alleen gaat het nu om geschreven woordvormen.

De grafemische codeerder
Ferrand & Deloche (1991) rapporteren resultaten met een specifieke therapie voor de grafemische codeerder. De door hun beschreven patiënt was ernstig gestoord in het schrijven van geïsoleerde fonemen en niet-bestaande woorden. Daarnaast was het niet mogelijk niet-bestaande woorden hardop te lezen.
De therapie heeft als doel het verbeteren van het schrijven van woorden en is gebaseerd op het gegeven dat patiënten met deze selectieve stoornis meer moeite hebben met lange woorden dan met korte woorden (woordlengte-effect).
Er wordt gebruik gemaakt van het algemene kenmerk van Franse meerlettergrepige woorden: het opdeelbaar zijn in bestaande éénlettergrepige woorden, zoals karton --> kar en ton. De patiënt wordt dus getraind in het opdelen van auditief aangeboden meerlettergrepige woorden in belangrijke segmenten, welke hij vervolgens op moet schrijven.
Bij de betreffende patiënt was er na de therapie een significante vooruitgang in het schrijven van meerlettergrepige woorden (van 28% naar 85%) en een generalisatie naar het schrijven en lezen van niet-bestaande woorden, bestaande uit lexicale segmenten.

De Partz (1995) beschrijft een soortgelijke therapie. Zij bespreekt patiënt A.M. bij wie de therapie eveneens als doel heeft het slecht kunnen schrijven van langere woorden te minimaliseren door het ontwikkelen van een strategie. In eerste instantie moet de patiënt leren zijn overgebleven mogelijkheden te optimaliseren om woorden in lettergrepen te verdelen.

Doordat A.M. in tegenstelling tot de patiënt besproken door Ferrand & Deloche (1991) naast een beschadiging in de auditieve verwerking van niet-bestaande woorden ook moeite heeft met bestaande woorden, was het niet alleen nodig de strategie te beperken tot het schrijven van lettergrepen met een afzonderlijke betekenis, maar moest de oefenstof eveneens geschreven worden aangeboden.

De therapie wordt als volgt uitgevoerd. Er worden steeds geschreven woorden aangeboden met tien seconden vertraging, waarna de woorden moeten worden opgeschreven door de patiënt. Onder de aangeboden woorden staan strepen, om aan te geven hoe het woord het beste kan worden opgedeeld. In geval van een fout worden de geschreven woorden nogmaals aangeboden, totdat de patiënt het aangeboden woord juist kopieert.

De aangeboden woorden bestaan uit woorden die bij opdeling uit twee lexicale segmenten bestaan (set A) en woorden die bij opdeling uit ten minste één niet-bestaand woord bestaan (set B).

Bij A.M. was er vooruitgang op de getrainde en ongetrainde items van zowel set A als set B. Op set A werd wel beter gepresteerd.

Alminosa, McCloskey, Goodman & Sokol (1993) beschrijven een patiënt met een stoornis in de grafemische codeerder met daarnaast een stoornis in de foneem-grafeemomzetting. Er is een discrepantie tussen direct kopiëren van woorden en kopiëren vanuit het geheugen. Direct kopiëren is bijna foutloos. Bij kopiëren vanuit het geheugen daarentegen, treden er veel fouten op.

De therapie bestaat uit twee fasen, waarin een verzameling woorden wordt getraind. In de eerste fase krijgt de patiënt de woorden één voor één visueel gepresenteerd. Hij mag ze zolang bestuderen als hij wil. Daarna moet hij ze vanuit het geheugen kopiëren.

In de tweede fase van de therapie moet de patiënt de doelwoorden op dictaat schrijven. Deze woorden staan ook op een cassettebandje, zodat de patiënt thuis ook kan oefenen.

De frequentie van de therapie is een aantal sessies per week. De set woorden bestaat uit twaalf blokken. Elke sessie wordt er één blok geoefend. Na de therapie trad er alleen verbetering op van de getrainde set woorden en was er geen sprake van generalisatie. Een patiënt heeft dus alleen baat bij een dergelijke therapie voor een bepaalde verzameling woorden, die dan specifiek aan de behoeften van die patiënt moeten voldoen.

Voor de behandeling van een stoornis in de grafemische codeerder zijn geen bestaande therapieën bekend.

Taalproduktietests voor gesproken en geschreven zinnen

In het geval van een stoornis in *de lemma-informatie of de syntactisch codeerder* zal er sprake zijn van niet-welgevormde zinnen. Dit kan verder worden onderzocht met de taalanalyse volgens Vermeulen & Bastiaanse of Saffran e.a.
Deze stoornis heeft gevolgen voor de fluency en de syntactische complexiteit van zinnen. Het mondeling en schriftelijk benoemen (PALPA 51 en 52) zal in dit geval relatief ongestoord zijn.
In het geval van een stoornis in *de lemma-informatie of de semantische codeerder* zal sprake zijn van het weglaten van verplichte argumenten in de spontane taal en bij het zinnen maken. Men kan dit nader onderzoeken met de spontane taalanalyse volgens Vermeulen & Bastiaanse of Saffran e.a. Een dergelijke stoornis heeft gevolgen voor de fluency en de argumentstructuur. Het woordbegrip (PALPA 45 t/m 49) en het auditief zinsbegrip (TROG) zal ongestoord zijn.

Therapieën voor het produceren van gesproken en geschreven zinnen

In het artikel van Mitchum, Haendiges & Berndt (1993) wordt een patiënt E.A. besproken. Er is sprake van woordvindingsproblemen en een gestoord gebruik van grammaticale elementen die gerelateerd zijn aan het werkwoord (lemma-informatie). In eerste instantie wordt er een therapie toegepast die zich richt op de facilitatie van het oproepen van een verzameling werkwoorden. Hierbij wordt er verbetering verwacht van de zinsproduktie. Er worden twee reeksen afbeeldingen aangeboden om een aantal doelwerkwoorden schriftelijk te ontlokken. De ene reeks ontlokt alleen de naam van de actie. De andere reeks moet een zin ontlokken om de afbeelding te beschrijven. De respons moet meermalen opgeschreven worden, totdat de patiënt dit correct kan.

Vervolgens is er bij patiënt E.A. een therapie toegepast, waarbij aandacht wordt besteed aan werkwoordinflexie bij het inpassen van lexicale werkwoorden in een grammaticale context. Hierdoor zou de syntactische vorming van geschreven zinnen kunnen verbeteren. Er worden steeds drie opeenvolgende afbeeldingen getoond, waarbij de patiënt zinnen moet opschrijven. Bij het tonen van deze afbeeldingen wordt gemeld of ze een nog te gebeuren actie, een huidige actie of een voltooide actie uitbeelden. Bij een verkeerde respons wordt er als cue het niet-geïnflecteerde werkwoord aangeboden, dat ingepast moet worden in de geschreven zin. Een voorwaarde voor bovengenoemde therapie is een intact gevoel voor de temporele volgorde van gebeurtenissen.

Bij de eerste therapie was er na negen sessies van twee uur verbetering opgetreden in het oproepen van werkwoorden. Het maken van zinnen was niet verbeterd.

Na de tweede therapie was er bij E.A. een significante vooruitgang in de syntactische welgevormdheid van getrainde en niet-getrainde zinnen bij geschreven én gesproken taal.

Bij stoornissen in *de lemma-informatie, de syntactische en semantische codeerder* kunnen ook de hiervoor beschreven mappingtherapieën toegepast worden. Daarnaast kunnen van de bestaande therapieën het VCP, de produktie-oefeningen van de derde categorie van de Totale Communicatie-therapie en uit Logotherapia zinsbouwoefeningen worden toegepast, zoals het vormen van eenvoudige zinnen aan de hand van afbeeldingen, woordvolgorde-oefeningen en oefeningen voor verschillende type zinnen, zoals vraagzinnen en bijzinnen.

Tests voor sublexicale routes

Wanneer *de route van de fonologische decodeerder naar de fonologische codeerder* (tevens eerste deel van de foneem-grafeemomzetting) gestoord is zullen er bij het herhalen (PALPA 7 t/m 11) en het schrijven op dictaat (PALPA 37 t/m 43) fouten worden gemaakt bij niet-bestaande en onbekende woorden. Het matchen van gesproken en geschreven letters (PALPA 22) zal gestoord zijn.

Een stoornis in *de route van de grafemische decodeerder naar de fonologische codeerder* zal bij het hardop lezen (PALPA 28 t/m 35) fouten opleveren bij niet-bestaande en onbekende woorden. Het benoemen van fonemen (PALPA 21) zal problemen geven, terwijl het hardop lezen van grafemen (PALPA 21) wel mogelijk zal zijn.

Als *de route van fonologische codeerder naar grafemische codeerder* (tweede deel van de foneem-grafeem-omzetting) gestoord is, zal het schrijven op dictaat van niet-bestaande woorden (PALPA 43) niet of slecht mogelijk zijn, terwijl het schrijven op dictaat van bestaande woorden (PALPA 37 t/m 42 en 44) geen problemen op zal leveren. Het herhalen (PALPA 7 t/m 11) is eveneens goed mogelijk in tegenstelling tot het matchen van gesproken en geschreven letters (PALPA 22).

Bij een stoornis in *de route van de grafemische decodeerder naar de grafemische codeerder* zullen er bij de overschrijftaken (waarvoor PALPA 7 t/m 11 gebruikt kan worden) fouten optreden bij niet-bestaande en onbekende woorden. Het "overtekenen" zal wel mogelijk zijn. Hiervoor is geen test beschikbaar, maar dit kan geobserveerd worden.

Een selectieve stoornis in de intralexicale routes is moeilijk op te sporen door specifieke tests (zie hoofdstuk 3). Een stoornis in een intralexicale route komt alleen tot uiting in combinatie met stoornissen op andere niveaus.

Therapieën voor sublexicale routes

Foneem-grafeem-omzetting: *de route van de fonologische decodeerder, via de fonologische codeerder naar de grafemische codeerder*
Zoals al eerder genoemd bij het grafemische woordvormengedeelte beschrijven Carlomagno e.a. (1991) een fonologische therapie. Het doel is de sublexicale route te verbeteren. De patiënt moet niet-bestaande woorden schrijven op dictaat. Hierbij wordt hij gestimuleerd om een fonologische segmentatie te maken van de aangeboden stimulus, de fonemen te matchen met een fonologisch cuewoord, de fonemen te vertalen in grafemen en uiteindelijk de grafemische segmenten in de geschreven vorm van het doelwoord bijeen te brengen.
De therapieën van Carlomagno e.a. bestonden elk uit twintig sessies. Tussen de therapieën door werd er gewerkt met de PACE-methode. Afsluitend was er nog een periode waarin geen aandacht werd besteed aan het schrijven. Bij hertesten bleken drie van de zes patiënten significant te zijn vooruitgegaan op ongetrainde items.
Ook Hillis & Caramazza (1994) beschrijven een therapie, waarbij geleerd wordt fonemen om te zetten in grafemen. Dit is reeds beschreven bij de therapieën voor het produceren van geschreven woorden.

De route van de grafemische decodeerder naar de fonologische codeerder
In het artikel van Nitzberg-Lott, Friedman & Linebaugh (1994) wordt een therapie besproken bij patiënt T.L. met een stoornis in zowel de lexicale route als in de sublexicale route bij het lezen. Bij deze therapie wordt gebruik gemaakt van tactiele-kinesthetische input. Deze techniek is onder andere gebaseerd op het feit dat sommige mensen met een stoornis in de sublexicale route letters kunnen herkennen als ze worden uitgetekend in de hand of wanneer ze een plastic letter drie-dimensionaal kunnen voelen.
Tijdens de therapie moet de patiënt iedere letter op een uniforme wijze leren kopiëren. De richting waarlangs de pen moet, staat met pijltjes aangegeven. Na deze training moet de patiënt de letters van een woord achtereenvolgens in de handpalm kopiëren en benoemen. Uiteindelijk moet het gehele woord gelezen worden. De kaartjes met daarop de letters en de woorden worden als huiswerk mee naar huis gegeven.

De therapie bestond uit zestig sessies van een uur, waarna het lezen van getrainde en ongetrainde woorden significant was verbeterd. Ook was er generalisatie naar het lezen van zinnen. Acht weken post-therapie waren de scores iets lager, maar nog wel significant hoger dan voor de therapie.

Bachy-Langedock & De Partz (1989) bespreken een therapieprogramma bij een patiënt S.P. met diepe alexie. In de therapie worden grafemen in eerste instantie gekoppeld aan een sleutelwoord. Hierna moet de eerste klank van zo'n sleutelwoord worden beklemtoond en verlengd. Als dit lukt moet de patiënt die klank geïsoleerd uitspreken. In de volgende stap moet elke letter van een geschreven niet-bestaand woord omgezet worden in een foneem en zo mogelijk worden gecombineerd tot een woord. Op een vergelijkbare manier worden vervolgens grafeemcombinaties aangepakt. Als laatste wordt er een aantal regels geleerd die betrekking hebben op de contextuele omgeving van een grafeem (een voorbeeld hiervan is de verandering van de /o:/ naar een /o/ voorafgaand aan twee consonanten).
De therapie, die in totaal 65 sessies in beslag nam, leverde een opvallend resultaat. Het foutenpercentage bij het hardop lezen ging van 72% voor de therapie naar 2% na de therapie. De patiënt las na de therapie langzaam, maar correct.
Het was duidelijk dat S.P. tijdens het lezen gebruik maakte van de lexicale route. Daarnaast werd de sublexicale route gebruikt als controlemechanisme.

In het artikel van Nickels (1992) wordt een replicatie besproken van de therapie van Bachy-Langedock & De Partz (1989). Als resultaat van de therapie kan de betreffende patiënt enkelvoudige grafemen wel omzetten in fonemen, maar is hij niet in staat om ze samen te voegen tot een woord. Het lezen van niet-bestaande woorden verbeterde niet, het lezen van bestaande woorden wel, omdat het produceren van de beginfoneem werkte als een fonemische cue, waardoor het lukte om het hele woord te produceren. Bastiaanse e.a. (in druk) vinden een zelfde resultaat.

In een deel van een therapie besproken door Mitchum & Berndt (1991) wordt het omzetten van achttien grafemen in fonemen geoefend. Patiënt L.R. krijgt kaarten aangeboden met letters die benoemd moeten worden. Als dit spontaan niet lukt, krijgt de patiënt een afbeelding te zien van een veel voorkomend voorwerp, waarvan het woord met de betreffende klank begint (= cue-woord). Na dit onderdeel moeten letterreeksen telkens uitgesproken worden met een ander initiële klank, bijvoorbeeld 'jeep', 'weep' en 'keep'. Als laatste wordt er nog aandacht besteed aan consonanten met verschillende uitspraakmogelijkheden. Na elf sessies werden de meeste fonemen juist uitgesproken binnen een tijdsbestek van drie seconden. L.R. was tevens in staat de eerste klank van een woord te isoleren van het cuewoord. Het lezen van niet-bestaande woorden verbeterde echter niet. Toch werd de produktie van paralexieën beperkt, omdat de patiënt de woorden steeds voor kon lezen met een juiste beginklank.

De route van de grafemische decodeerder naar de grafemische codeerder
Voor dit niveau zijn er geen experimentele therapie bekend. Eveneens is er geen bestaand therapiemateriaal beschikbaar voor stoornissen op dit niveau.

Bijlage 1

Spontane-taalanalyse volgens Saffran, Berndt & Schwartz (1989)

In deze spontane taalanalyse worden eerst alle uitingen beoordeeld op structuur. Ze kunnen worden getypeerd als:
1. volwaardige zin;
2. 'topic-comment structuur', bijvoorbeeld 'Jan in huis' of 'Saskia heel mooi;
3. overig, als de uiting bijvoorbeeld alleen een NP of een VP omvat.

Vervolgens worden de volgende woordgroepen per uiting gescoord en voor het gehele sample opgeteld:
1. narratieve woorden;
2. open klasse woorden;
3. zelfstandige naamwoorden;
4. zelfstandige naamwoorden, waarbij een determinator verplicht is;
5. zelfstandige naamwoorden, waarbij een determinator verplicht is en ook aanwezig;
6. persoonlijke voornaamwoorden;
7. werkwoorden;
8. werkwoorden, waarbij vervoeging mogelijk is;
9. vervoegde werkwoorden;
10. werkwoorden in hoofdzinnen.

Daarnaast wordt er een hulpwerkwoord-score berekend (11): voor elk werkwoord wordt een punt gegeven en voor elke uitbreiding daarvan (bijvoorbeeld vervoeging, verleden tijd, gebruik van een hulpwerkwoord) wordt een extra punt gegeven.

12. aantal zinnen;
13. aantal woorden in topic-comment;
14. welgevormde zinnen
15. aantal SubjectNPs (NP die in de positie van onderwerp staan);
16. het aantal woorden in die SubjectNPs;
17. aantal VPs;
18. aantal woorden in VPs;
19. ingebedde zinnen.

Variabele	C	range	sd
open klasse woorden	34.6	26-41	5.95
zelfstandige naamwoorden	14.2	11-22	4.66
vereiste determinatoren	10.4	7-15	2.97
gerealiseerde determinatoren	10.2	9-14	2.59
persoonlijke voornaamwoorden	12	9-14	2.00
werkwoorden	18.4	15-21	4.45
vervoegbare werkwoorden	14.8	13-17	1.48
vervoegde werkwoorden	13	11-16	2.60
werkwoorden in hoofdzinnen	13.8	10-16	2.28
aux-score	26.6	19-31	4.83
aantal zinnen	11	9-12	1.23
woorden in zinnen	80.2	74-88	5.31
woorden in topic-comment	8.4	0-18	6.54
welgevormde zinnen	10.2	8-12	1.79
SubjectNP	10.4	9-12	1.52
woorden in SubjectNP	10.4	9-12	1.52
VP	11	9-12	1.22
woorden in VP	23.6	15-36	8.02
ingebedde zinnen	1.8	0-6	2.49

Ruwe data van vijf gezonde proefpersonen op de variabelen van Saffran e.a. (1989). Het betreft het gemiddelde en de standaarddeviatie.

Deze scores worden verrekend tot een samenvattende analyse, bestaande uit de volgende variabelen:

Spreektempo

Morfologische variabelen:
proportie gesloten klasse woorden: aantal gesloten klasse woorden gedeeld door het aantal narratieve woorden;
zelfstandig naamwoord / persoonlijk voornaamwoord ratio: aantal zelfstandige naamwoorden gedeeld door aantal persoonlijke voornaamwoorden;
proportie werkwoordvervoegingen: aantal vervoegbare werkwoorden die daadwerkelijk vervoegd zijn gedeeld door het aantal vervoegbare werkwoorden;
determinator / zelfstandig naamwoord ratio: aantal zelfstandige naamwoorden dat een determinator nodig heeft gedeeld door het aantal zelfstandige naamwoorden dat daadwerkelijk een determinator bij zich heeft;
uitwerking van hulpwerkwoorden: aantal werkwoorden in hoofdzinnen gedeeld door aux-score.

Structurele variabelen:
proportie van het aantal woorden in zinnen: aantal woorden in zinnen gedeeld door aantal narratieve woorden;
proportie welgevormde zinnen: aantal welgevormde zinnen gedeeld door aantal zinnen;
structurele uitwerking van zinnen: aantal woorden in subjectNPs gedeeld door het aantal subjectNPs minus 1, plus het aantal woorden in VPs gedeeld door het aantal VPs minus 1
inbeddingsindex: aantal inbeddingen gedeeld door aantal zinnen.

Variabelen	gemiddeld	sd
spreektempo	138.6	42.49
morfologie		
prop. geloten klasse woorden	0.616	0.032
z.n.w./pers. vnw. ratio	1.257	0.669
werkwoordvervoeging	0.877	0.059
determinator/z.n.w. ratio	1.000	-.---
z.n.w./werkwoord ratio	0.695	0.399
uitwerking hulpwerkwoorden	0.927	0.134
structuur		
prop. woorden in zinnen	0.828	0.047
prop. welgevormde zinnen	0.923	0.077
uitwerking van zinnen	1.144	0.633
inbeddingsindex	0.163	0.210

Tabel 2: gemiddelde scores en standaarddeviaties van vijf gezonde taalgebruikers op de variablene van Saffran e.a. (1989).

Bijlage 2

Spontane-taalanalyse volgens Vermeulen en Bastiaanse (1984)

Deze spontane taalanalyse bevat zeventien maten, die betrekking hebben op:

fluency
1. aantal woorden per minuut;
2. gemiddelde uitingslengte;
3. aantal voegwoorden;
4. aantal hulpwerkwoorden;
5. aantal voorzetsels.

verminderde toegang tot de woorden en woordselectiefouten
6. type/token ratio van inhoudswoorden;
7. aantal non-specifieke woorden;
8. aantal semantische parafasieën;
9. aantal irrelevante parafasieën;
10. aantal neologismen.

fonematische, articulatorische stoornissen
11. aantal foneemtransposities;
12. aantal foneeminserties;
13. aantal foneemsubstituties;
14. aantal consonantclusterreducties;
15. aantal literale perseveraties;

116 Bijlage 2

16. articulatiescore (Goodglass & Kaplan, 1972);
17. aantal seconden onverstaanbaar

Ook voor deze variabelen zijn normen van gezonde taalgebruikers.

Variabelen	gemiddelde	standaard deviatie
spreektempo	138.62	42.49
gemiddelde uitingslengte	8.22	1.61
voegwoorden	8.37	4.51
hulpwerkwoorden	10.12	4.19
voorzetsels	17.87	5.64
lege woorden	8.37	5.03
type/token ratio inhoudswoorden	0.74	0.08
semantische parafasieën	0.19	0.40
irrelevante parafasieën	0.06	0.25
neologismen	0.00	-.--
foneemtranspositie	0.00	-.--
foneemtoevoeging	0.00	-.--
foneemsubstitutie	0.12	0.34
consonant cluster reductie	0.00	-.--
literale perseveratie	0.56	1.15
articulatie	6.94	0.25
seconden onverstaanbaar	1.50	2.22

Gemiddelden en standaarddeviaties van 16 gezonde taalgebruikers op de variabelen van Vermeulen & Bastiaanse (1984).

Bijlage 3

Terminologie van Ellis & Young (1988)

Bastiaanse	<----->	Ellis & Young
Conceptualisator		
Lemmagedeelte		Semantisch systeem
Fonologische decodeerder		Auditieve analysesysteem
Auditieve woordvormengedeelte		Auditieve inputlexicon
Grafemische decodeerder		Visuele analysesysteem
Visuele woordvormengedeelte		Visuele inputlexicon
Fonologische woordvormengedeelte		Fonologisch outputlexicon
Fonologische codeerder		Foneemniveau
Grafemische woordvormengedeelte		Grafemische outputlexicon
Grafemische codeerder		Grafeemniveau
Semantische decodeerder		-
Syntactische decodeerder		-
Semantische codeerder		-
Syntactische codeerder		-

Literatuur

Aliminosa, D., McCloskey, M., Goodman R. & Sokol, S. (1993) Remediation of acquired dysgraphia as a technique for testing interpretations of deficits. *Aphasiology*, 7, 55-69.

Bachy-Langedock, N. & de Partz, M.-P. (1989) Coordination of two reorganization therapies of aphasia in a deep dyslexic patient with oral naming disorder. In Seron, X. & Deloche, G. (eds.), *Cognitive Approaches in Neuropsychological Rehabilitation*, 211-247.

Baddeley, A. (1993) A theory of rehabilitation without a model of learning is a vehicle without an engine: A comment on Caramazza and Hillis. *Neuropsychological Rehabilitation*, 3, 235-244.

Bastiaanse, R. (1993) *Studies in Aphasia*. (Grodil, Groningen).

Bastiaanse, R., Bosje M. & Franssen M. (in druk) Deficit-oriented treatment of word-finding problems: Another replication. *Aphasiology*

Bastiaanse, R., Bosje, M. & Visch-Brink (1995) *PALPA: Psycholinguïstische Testbatterij voor de Taalverwerking van Afasiepatiënten*. (Lawrence Erlbaum, Hove).

Bastiaanse, R., Van Groningen-Derksen M.J.T.J., Nijboer, S.F. & Taconis M.P. (1986) *Auditief Taalbegripsprogramma: Een Taalbegripsprogramma op Woordniveau voor Afasiepatiënten. Deel 1 en 2*. (Het Roessingh, Enschede).

Bastiaanse, R., Van Groningen-Derksen M.J.T.J., Nijboer, S.F. & Taconis M.P. (1989) *Auditief Taalbegripsprogramma: Een Taalbegripsprogramma op Woordniveau voor Afasiepatiënten. Deel 3*. (Het Roessingh, Enschede).

Bastiaanse R., Nijboer S. & Taconis M. (1993) The Auditory Language Comprehension Programme: A description and case study. *European Journal of Disorders of Communication*, 28, 415-433.

Bastiaanse, R. & Prins, R.S. (1994) Communicative speech therapy: What does it mean, can it be effective and how should it be done? *Aphasiology*, 8, 482-488.

Bayles, K.A. & Kaszniak, A.W. (1988) *Communication and Cognition in Normal Aging and Dementia*. (College-Hill, Boston).

Beauvois, M.-F. & Dérousné, J. (1981) Lexical or orthografic agraphia. *Brain*, *104*, 21-49.

Behrmann, M. (1987) The rites of righting: Homophone remediation in acquired dysgraphia. *Cognitive Neuropsychology, 4,* 365-384.

Bernaerts, W., De Hert, V., Jansen, M., Löfgen, K. & Roefs, C. (1994) *Taaloefeningen voor Afasiepatiënten.* (ACCO Leuven/ Amersfoort)

Berns, Ph. (1989) Promoting Aphasics' Communicative Effectiveness (PACE). In Visch-Brink, E.G., Van Harskamp, F. & De Boer, D. (red.) *Neurologische Taal- en Spraakstoornissen 1: Afasietherapie.* (Swets en Zeitlinger, Lisse).

Bishop, D. (1993) *Test for Reception of Grammar.* (Medical Research Council, Manchester).

Black, M., Nickels, L. & Byng, S. (1991) Patterns of sentence processing deficit: Processing simple sentences can be a complex matter. *Journal of Neurolinguistics, 6,* 79-101.

Blauw-van Mourik, M. & Koning-Haanstra, M. (1988) *Afasie, een Multidisciplinaire Benadering.* (Stichting Afasie Nederland, Loosdrecht).

Blomert, L., Koster, C & Kean, M.L. (1995) *Amsterdam-Nijmegen Test voor Alledaagse Taalvaardigheid.* (Swets en Zeitlinger, Lisse).

Bonta, E. & Sistermans-Theunisse, J.M. (1993). *Neurologische Taal- en Spraakstoornissen 2: Logotherapia.* (Swets en Zeitlinger, Lisse).

Bouw, M., Draaisma, Y., Van der Linden, S. & In 't Veld, M. (1994) FAST: Frenchay Afasie Screeningstest. *Logopedie en Foniatrie, 66,* 114-118.

Braam-Voeten & Blaauw-Baerends (1979) *Klankentherapie.* (Stichting Afasie Nederland, Loosdrecht).

Bruce, C. & Howard, D. (1987) Computer-generated phonetic cues: An effective aid for naming in aphasia. *British Journal of Disorders of Communication, 22,* 191-201.

Buckingham, H.W. (1981) Where do neologisms come from? In Brown, J.W. (ed.) *Jargonaphasia.* (Academic Press, New York).

Buckingham, H.W. (1987) Phonemic paraphasias and psycholinguistic production models for neologistic jargon. *Aphasiology, 1,* 381-400.

Buckingham, H.W. (1989) Phonological paraphasia. In Code, C. (ed.) *The Characteristics of Aphasia.* (Taylor & Francis, London).

Buckingham, H.W. (1992) The mechanisms of phonemic paraphasias. *Clinical Linguistics and Phonetics, 6,* 41-63.

Byng, S. (1988) Sentence processing deficits: Theory and therapy. *Cognitive Neuropsychology,* 5, 629-676.

Byng, S. & Coltheart, M. (1986) Aphasia therapy and research: Methodological requirements and illustrative results. In Hjemquist E. & Nilsson, L.-G. (eds.) *Communication and Handicaps: Aspects of Psychological Compensation and Technical Aids.* (Elsevier, New York)

Byng, S., Kay, J., Edmundson, A. & Scott, C. (1990) Clinical Forum, Aphasia tests reconcidered (+ commentary) *Aphasiology,* 4, 67-113.

Carlomagno, S., Colombo, A., Casadio, P., Emanuelli, S. & Razzano, C. (1991) Cognitive approaches to writing rehabilitation in aphasics: Evaluation of two treatment strategies. *Aphasiology,* 5, 355-360.

Caramazza, A. & Hillis, A. (1993) For a theory of remediation of cognitive deficits. *Neuropsychological Rehabilitation,* 3, 217-234.

Caramazza, A. & Miceli, G. (1989) Orthographic structure, the graphemic buffer and the spelling process. In Euler, C. von, Lundberg, I. & Lennerstrand, G. (eds.) *Brain and Reading.* (Wenner-Gren International Symposium Series. Volume 54). (Macmillan, New York). Also in Caramazza, A. (ed.) (1991) *Issues in Reading, Writing and Speaking: A Neuropsychological Perspective.* (Kluwer Academic Publishers, Dordrecht).

Caramazza, A. & Miceli, G. (1990) Structure of the lexicon: Functional architecture and lexical representation. In Nespoulous, J.-L. & Villiard, P. (eds.) *Morfology, Phonology and Aphasia.* (Springer Verlag, New York).

Coltheart, M., Bates, A. & Castles, A. (1994) Cognitive neuropsychology and rehabilitation. In Riddoch, M.J. & Humphreys, G.W. (eds.) *Cognitive Neuropsychology and Cognitive Rehabilitation.* (Lawrence Erlbaum, Hove).

Cook, K. (1991) An investigation into Self-Cueing Techniques used by a high level Broca's Dysphasic client. In *Symposium on Therapeutic Approaches in Aphasia,* Proceedings of the British Aphasiology Society Spring Conference (BAS, London).

Davis, G. & Wilcox, M. (1981) Incorporating parameters of natural conversation in aphasia treatment. In Chapey R. (ed.), *Language Intervention Strategies in Adult Aphasia,* 169-193. (Williams & Wilkins, Baltimore).

Deelman, B.G., Koning-Haanstra, M., Liebrand W.B.G. & Van den Burg, W. (1981) *Handleiding van de S.A.N. Test.* (Swets en Zeitlinger, Lisse).

De Partz, M.-P. (1986) Reeducation of a deep dyslexic patient: Rational of the method and results. *Cognitive Neoropsychology*, 3, 149-177.

De Partz, M.-P. (1995) Deficit of the graphemic buffer: Effects of a written lexical segmentation strategy. *Neuropsychological Rehabilitation*, 5, 129-147.

Edmundson A. & MacIntosh J. (1991) Emerging intervention: A longitudinal case study of a dysphasic client. *In Symposium on Therapeutic Approaches in Aphasia*: Proceedings of the British Aphasiology Society Spring Conference (BAS, London).

Ellis, A.W, & Young, A.W. (1988) *Human Cognitive Neuropsychology*. (Lawrence Erlbaum, Hove).

Ferrand, I. & Deloche, G. (1991) *Thérapie Expérimentale de l'Écriture dans un Cas d'Atteinte de la Voie Phonologique avec Préservation de la Production des Monosyllabiques*. (Communication présentée à la Société de Neuropsychologie de Langue Française, Paris).

Graetz, P., De Bleser, R. & Willmes, K. (1992) *De Akense Afasie Test*. (Swets en Zeitlinger, Lisse).

Grodzinsky, Y. (1990) *Theoretical Perspectives on Language Deficits*. (MIT Press, Cambridge).

Groet, E. (1989) Visual Action Therapy. In Visch-Brink, E.G., Van Harskamp, F. & De Boer, D. (red.) *Neurologische Taal- en Spraakstoornissen 1: Afasietherapie*. (Swets en Zeitlinger, Lisse).

Haaften-van Bekkum, I.J. van, De Vries, L.A., Stumpel, H.J.E.J. & Van Loon-Vervoorn, W.A. (1981) *Handleiding Taalzakboek en Language Master Programma*. (Boek en Leermiddelen Centrale, Arnhem).

Hatfield, F. (1983) Aspects of acquired dysgraphia and implications for re-education. In Code, C. & Müller, D.J., *Aphasia Therapy: Studies in Language Disability and Remediation*, 14, 157-169.

Hillis, A.E. (1993) The role of models of language processing in rehabilitation of language impairments. *Aphasiology*, 7, 5-26.

Hillis, A.E. & Caramazza, A. (1994) Theories of lexical processing and rehabilitation of lexical deficits. In Riddoch, M.J. & Humphreys, G.W. (eds.) *Cognitive Neuropsychology and Cognitive Rehabilitation*. (Lawrence Erlbaum, Hove).

Howard, D. & Franklin, S. (1988) *Missing the Meaning: A Cognitive Neuropsychological Study of Processing of Words by an Aphasic Patient.* (MIT-press, Cambridge).

Howard, D. & Patterson, K.E. (1992) *The Pyramids and Palmtrees Test: A Test of Semantic Access from Words and Pictures.* (Thames Valley Test Company, Bury St Edmunds).

Howard, D. & Patterson, K.E., Franklin, S., Orchard-Lisle, V. & Morton, J. (1985). The facilitation of picture naming in aphasia. *Cognitive Neuropsychology, 2,* 49-80.

Jones, E.V. (1986) Building the foundations for sentence production in a non-fluent aphasic. *British Journal of Disorders of Communication, 21,* 63-82.

Jones, E.V. (1989) A year in the life of EVJ and PC. In *Advances in Aphasia Therapy in the Clinical Setting*: Proceedings of the Summer Conference of the British Aphasiology Society. (BAS, London).

Kay, J. & Ellis, A. (1987) A cognitive neuropsychological case study of anomia: Implications for psychological models of word retrieval. *Brain, 110,* 613-629.

Kay, J., Lesser, R. & Coltheart, M. (1992) *Psycholinguistic Assessments of Language Processing in Aphasia.* (Lawrence Erlbaum, Hove).

Kohn, S. (1988) Phonological production deficits in aphasia. In Whitaker, H.A. (ed.) *Phonological Processes and Brain Mechanisms.* (Springer Verlag, New York).

Kohn, S., Smith, K. & Arsenault, J. (1990) The remediation of conduction aphasia via sentence repetition: A case study. *British Journal of Disorders of Communication, 25,* 45-60.

Le Dorze, G., Jacob, A. & Coderre, L. (1991) Aphasia rehabilitation with a case of agrammatism: A partial replication. *Aphasiology, 5,* 63-85.

Lendrem, W. & Lincoln, N.B. (1985) Spontaneous recovery of language in patients with aphasia between 4 and 34 weeks after stroke. *Journal of Neurology, Neurosurgery and Psychiatry, 48,* 743-748

Lesser, R. & Milroy, M. (1993) *Aphasia: Psycholinguistic and Pragmatic Aspects of Intervention.* (Longman, New York).

Levelt, W.J.M. (1989) *Speaking: From Intention to Articulation.* (MIT Press, Cambridge).

Lincoln, N.B., Mulley, G.P., Jones, A.C., McGuirk, E., Lendrem, W. & Mitchell, J.R.A (1984) Effectiveness of speech therapy for aphasic stroke patients: A randomized controlled trial. *The Lancet,* 2 June, 1197-1200.

Linde, K. van der (1992) Taalpathologie en theoretische fonologie. *Tabu,* 22, 129-152.

Lugt-van Wiechen, K. van der & Verschoor, J. (1988) *Melodische Intonatie Therapie.* (Stichting Afasie Rotterdam, Rotterdam).

McCarthy, R. & Warrington, E.K. (1986) Visual associative agnosia: A clinico-anatomical study of a single case. *Journal of Neurology, Neurosurgery and Psychiatry,* 49, 1233-1240.

Marshall, J., Pring, T. & Chiat, S. (1993) Sentence processing therapy: Working at the level of the event. *Aphasiology,* 7, 177-199.

Miller, N. & Stewart, F. (1991) Learning strategies in patient and therapist - thematic role therapy in a chronic Broca's aphasic. In *Symposium on Therapeutic Approaches in Aphasia*: Proceedings of the British Aphasiology Society Spring Conference (BAS, London).

Mitchum, C.C. & Berndt, R.S. (1991) Diagnosis and treatment of the non-lexical route in acquired dyslexia: An illustration of the cognitive neuropsychological approach. *Journal of Neurolinguistics,* 6, 103-137.

Mitchum, C.C., Haendiges, A.N. & Berndt, R.S. (1993) Model-guided treatment to improve written sentence production: A case study. *Aphasiology,* 7, 71-109.

Moss, S. & Rothi, L.G. (1987) Treating a subtype of alexia without agraphia: Effects of targeted intervention. *Annual Convention of the American Speech, Language and Hearing Association.* New Orleans.

Nettleton, J. & Lesser, R. (1991) Application of a cognitive neuropsychological model to therapy for naming difficulties. *Journal of Neurolinguistics,* 6, 139-157.

Nickels, L. (1992) The autocue? Self-generated phonemic cues in the treatment of a disorder of reading and naming. *Cognitive Neuropsychology,* 9, 155-182.

Nickels, L., Byng, S. & Black, M. (1991) Sentence processing defects: A replication of therapy. *British Journal of Disorders of Communication,* 26, 175-199.

Nitzberg Lott, S., Friedman R.B. & Linebaugh C.W. (1994) Rationale and efficacy of a tactile-kinaestetic treatment for alexia. *Aphasiology,* 8, 181-195.

Pijfers, E.M., De Vries L.A. & Messing-Peterson (1985) *Het Utrechts Communicatie Onderzoek: Inventarisatie van de Communicatieve Mogelijkheden bij Afasie.* (Stichting Afasie Utrecht, Utrecht en Stichting Afasie Nederland, Loosdrecht).

Prins, R.S., Snow, C.E. & Wagenaar, E. (1978) Recovery from aphasia: Spontaneous speech versus language comprehension. *Brain and Language 6,* 192-211.

Prins, R.S. (1987) *Afasie: Classificatie, behandelingen herstelverloop.* (ICG-Printing, Dordrecht).

Rapp, B.C. & Caramazza, A. (1993) On the distinction between deficits of access and deficts of storage: A question of theory. *Cognitive Neuropsychology, 10,* 113-141.

Raymer, A.M., Thompson, C.K. & Le Grand, H.R. (1993) Phonological treatment of naming deficits in aphasia: Model-based generalization analysis. *Aphasiology, 7,* 27-53.

Richters, H. (1976) *Het Herstelverloop van Afasie.* (Stichting Afasie Nederland, Amsterdam).

Riddoch, M.J. & Humphreys, G.W. (1994) Cognitive neuropsuchology and cognitive rehabilitation: A marriage of equal partners? In Riddoch, M.J. & Humphreys, G.W. (eds.) *Cognitive Neuropsychology and Cognitive Rehabilitation.* (Lawrence Erlbaum, Hove).

Rothi, L.J.G. & Moss, S. (1989) *Alexia without agraphia: A model driven therapy.* Paper presented at the Academy of Aphasia. (Sante Fe, New Mexico).

Rothi, L.J.G. (1992) Theory and clinical intervention: One clinician's view. In Cooper, J.A. (ed.) *Aphasia Treatment: Current Approaches and Research Opportunities.* Proceedings of a workshop. (Bethesda, Maryland).

Saffran, E.M., Berndt R.S. & Schwartz, M.F. (1989) The quantitative analysis of agrammatic production: Procedure and data. *Brain and Language, 37,* 440-479.

Saffran E.M., Schwartz, M.F., Fink R.B., Myers, J.L. & Martin, N. (1992) Mapping therapy: An approach to remediating agrammatic sentence comprehension and production. In Cooper, J.A. (ed.) *Aphasia Treatment: Current Approaches and Research Opportunities,* Proceedings of a workshop. (Bethesda, Maryland).

Sandt, M. van de (1986) *Het Visuele Cue Programma: De Handleiding.* (Stichting Afasie Rotterdam, Rotterdam).

Sandt-Koenderman, W.M.E. van de (1993) *Multicue: Een Computerprogramma voor de Behandeling van Woordvindingsproblemen bij Afasiepatiënten.* (Stichting Afasie Rotterdam, Rotterdam).

Sandt-Koenderman, W.M.E. van de & Bonta, Z. (in druk) Improvement of syntax: Theory and therapy. In Visch-Brink, E.G. & Bastiaanse, R. (eds.) *Linguistic Levels in Aphasiology.* (Singular press, San Diego).

Schepers, J. & Welzen, M. (1989) *Een Vertaling en Eerste Aanpassing van de Frenchay Afasie Screeningstest (FAST), voor het Nederlands Gebied.* (Hogeschool Heerlen, Opleiding Logopedie, Hoensbroek).

Scott, C.J. (1987) *Cognitive Neuropsychological Remediation of Acquired Language Disorders.* (Unpublished M. Phil. Thesis, City University, London).

Scott, C. & Byng, S. (1989) Computer assisted remediation of a homophone comprehension disorder in surface dyslexia. *Aphasiology, 3,* 301-320.

Schuell, H. Jenkins, J. & Jimenez-Pabon, E. (1964) *Aphasia in Adults: Diagnosis, Prognosis and Treatment.* (Harper & Row, New York).

Schuell, H. (1974) *Aphasia Theory and Therapy.* Selected lectures and papers of Hildred Schuell. (University Park Press, Baltimore).

Schwartz, M.F., Saffran E. M., Fink R.B., Myers, J.L. & Martin, N. (1994) Mapping therapy: A treatment programme for agrammatism. *Aphasiology, 8,* 19-54.

Schwartz, M.F., Saffran, E.M. & Marin, O.S.M. (1980) Fractionating the reading process in dementia: Evidence for word specific print-to-sound association. In Coltheart, M., Patterson, K.E. & Marshall, J.C. (eds.) *Deep Dyslexia.* (Routledge and Kegan Paul, London).

Shallice, T. (1990) *From Neuropsychology to Mental Structure.* (Cambridge University Press, Cambridge).

Springer, L. Glindemann, R., Huber, W. & Willmes, K. (1991) How efficacious is PACE-therapy when 'Language Systematic Training' is incorporated? *Aphasiology, 5,* 391-399.

Springer, L., Willmes, K. & Haag, E. (1993) Training in the use of wh-questions and prepositions in dialogues: A comparison of two different approaches in aphasia therapy. *Aphasiology, 7,* 251-270.

Stichting Nederlandse Dovenraad (1981) *Wie niet Horen kan moet maar Zien*. (Coutinho, Muiderberg).

Strauss Hough, M. (1993) Treatment of Wernicke's aphasia with jargon: A case study. *Journal of Communication Disorders,* **26**, 101-111.

Vermeulen, J. & Bastiaanse, R. (1984) *Stoornissen in de Spontane taal bij Afasiepatiënten: Een Faktoranalytisch Onderzoek.* Rapport voor de Stichting Afasie Nederland.

Verschaeve, M., Duinker-Kloeke, G., Muller-Pieterse, I. & Regoort A. (1992) *Het Gespreksboek.* (Stichting Afasie Nederland, Loosdrecht).

Visch-Brink, E.G. (1989) Woordvindingsstoornissen. In Visch-Brink, E.G., Van Harskamp, F. & De Boer, D. (red.) *Neurologische Taal- en Spraakstoornissen 1: Afasietherapie.* (Swets en Zeitlinger, Lisse).

Visch-Brink, E.G. (1993) Semantische stoornissen bij afasiepatiënten. *Stem-, Spraak- en Taalpathologie,* **2**, 4-21.

Visch-Brink, E.G. & Denes, G. (1993) A European baseline test for wordpicture processing. In Stachowiak e.a. (eds.) *Development in the Assessment and Rehabilitation of Brain-damaged Patients: Perspectives from a European Conserted Action.* (Gunther Narr Verlag, Tübingen).

Vries, L. de (1989) Totale communicatie therapie. In Visch-Brink, E.G., Van Harskamp, F. & De Boer, D. (red.) *Neurologische Taal- en Spraakstoornissen, Deel 1: Afasietherapie.* (Swets & Zeitlinger, Lisse).

Warrington, E.K. (1975) The selective impairment of semantic memory. *Quarterly Journal of Experimental Psychology,* **27**, 635-657.

Warrington, E.K. & McCarthy, R. (1983) Category specific access dysphasia. *Brain,* **106**, 859-878.

Warrington, E.K. & Shallice, T. (1984) Category specific semantic impairments. *Brain,* **107**, 829-854.

Weber, D. & Oskamp, J. (1995) *Neurolinguïstische Afasietherapie: Lexicaal-Semantische Stoornissen.* (Hofheim, NAT-Verlag).

Whurr, R., Perlman Lorch, M. & Nye, C. (1992) A meta-analysis of studies carried out between 1946 and 1988 concerned with the efficacy of speech and language treatment for aphasic patients. *European Journal of Disorders of Communication,* **27**, 1-17.

GPSR Compliance

The European Union's (EU) General Product Safety Regulation (GPSR) is a set of rules that requires consumer products to be safe and our obligations to ensure this.

If you have any concerns about our products, you can contact us on

ProductSafety@springernature.com

In case Publisher is established outside the EU, the EU authorized representative is:

Springer Nature Customer Service Center GmbH
Europaplatz 3
69115 Heidelberg, Germany

www.ingramcontent.com/pod-product-compliance
Lightning Source LLC
Chambersburg PA
CBHW071405100426
42871CB00018B/206